W0255464

STUDIEN ZUM PROBLEM DES PULSUS PARADOXUS

MIT BESONDERER BERÜCKSICHTIGUNG SEINER KLINISCHEN BEDEUTUNG

VON

DR. L. J. VAN DER MANDELE
ARZT IM HAAG (HOLLAND)

MIT EINEM VORWORT VON

PROF. DR. K. F. WENCKEBACH
VORSTAND DER I. MEDIZINISCHEN KLINIK DER UNIVERSITÄT WIEN

MIT 40 ABBILDUNGEN

SPRINGER-VERLAG WIEN GMBH 1925

ISBN 978-3-662-28210-6 ISBN 978-3-662-29724-7 (eBook)
DOI 10.1007/978-3-662-29724-7

Manz'sche Buchdruckerei, Wien. 2877.

Vorwort.

Das Symptom des *Pulsus paradoxus,* von keinem Geringeren als KUSSMAUL aus der Taufe gehoben und zu einer bestimmten Erkrankung in Beziehung gebracht, hat in der Literatur in reichlichem Maße Beachtung gefunden. Über dessen klinische Bedeutung jedoch ist man noch immer nicht zur Einstimmigkeit gelangt. Von klinischer Seite vielfach sehr ernst genommen, ist es auf Grund theoretischer Überlegungen und experimenteller Befunde nicht selten mit einer beinahe souveränen Geringschätzung beiseite geschoben worden. Bei solchen wissenschaftlichen Unstimmigkeiten beruht die Verschiedenheit der Meinungen häufig darauf, daß verschiedene, einander ähnliche, im Grunde aber verschiedene Phänomene verwechselt werden, der eine Forscher nur die eine Form kennt, die andere ihm unbekannt ist, und umgekehrt. Man redet aneinander vorbei, ja, hält sogar den Andersdenkenden für einen beschränkten Kopf. So ist es auch mit dem *Pulsus paradoxus* gegangen. Dieses kleine Symptom kann in gewissen Fällen von Herzleiden und Kreislaufstörung eine große diagnostische Bedeutung erlangen; das Studium desselben wirft manches Streiflicht auf recht bedeutende pathologische Vorgänge im Thorax und mag auch in der Zukunft bei richtigem Erkennen seiner Ursachen in manchem Falle zur richtigen Einsicht in den Zustand des Patienten führen. Ich habe deshalb das Erscheinen der vorliegenden, viele neue Beobachtungen enthaltenden Monographie aufs Wärmste begrüßt und ihr gerne dieses Geleitwort gewidmet.

Wien, Dezember 1924.

K. F. Wenckebach.

Inhaltsverzeichnis.

I. Einleitung.

Abgesehen von der Unregelmäßigkeit des Pulses, welche durch eine Störung des Herzrhythmus bedingt ist, sind Pulsanomalien bekannt, bei denen die Abweichung vom Normalen dadurch hervorgerufen wird, daß sich in den einzelnen Pulswellen bei vollständig erhaltener Regelmäßigkeit der Herzschlagfolge Größenunterschiede bemerkbar machen. Es handelt sich in diesen Fällen also nicht um eine Arrhythmie, sondern um die Inäqualität oder Ungleichmäßigkeit eines rhythmischen Pulses. Diese Erscheinung wird bei den Pulsformen angetroffen, welche in der Herzpathologie unter den Namen: *Pulsus alternans* und *Pulsus paradoxus* bekannt sind.

Pulsus alternans heißt der Puls, bei welchem bei regelmäßiger Kammertätigkeit größere und kleinere Wellen regelmäßig abwechseln.

Pulsus paradoxus ist die vielumstrittene Bezeichnung, die KUSSMAUL jener Pulsform gegeben hat, bei der „während der ganzen Dauer der Inspiration die Pulse ungemein schwach werden oder sogar ganz verschwinden, um erst dann wieder zum Vorschein zu kommen, bezw. größer zu werden, wenn der Thorax bei der Exspiration einzusinken beginnt; das Herz setzt indessen seine Funktionen in rhythmischer Weise fort" (SCHREIBER*).

KUSSMAUL beschrieb diese Pulsform als pathognomonisch für die schwielige Mediastino-Perikarditis. Spätere Autoren fanden aber dieses und demselben nahe verwandte Pulsphänomene auch bei anderen pathologischen Zuständen, ja sogar bei Gesunden, und kamen infolgedessen zu ganz verschiedenen Schlußfolgerungen hinsichtlich der Deutung dieses Symptoms. Bis in die jüngste Zeit ist es in diesem Punkte trotz der von vielen Seiten versuchten Einteilungen und Erklärungen nicht zu einer Einigung gekommen, die es gestatten würde, dem *Pulsus paradoxus* einen bestimmten Wert in der Symptomatologie zuzuerkennen.

Die vorliegende Arbeit wird sich damit befassen, einen Überblick darüber zu geben, was bis jetzt über den *Pulsus paradoxus* gearbeitet und diskutiert worden ist; sodann wird der Versuch gemacht werden, eine Einteilung zu geben, welche es unseres Erachtens zuläßt, die verschiedenen Arten des paradoxen Pulses vom Gesichtspunkte ihrer Form, ihrer Genese und ihrer Bedeutung als Symptom zu werten.

---

*) J. Schreiber, Arch. f. exp. Path. u. Pharm., Bd. 12, S. 168.

II. Literaturübersicht.

Die Bezeichnung „*Pulsus paradoxus*“ stammt, wie erwähnt, von KUSSMAUL, der diesen Namen „teils wegen des auffallenden Mißverhältnisses zwischen Herzaktion und Arterienpuls, teils weil der Puls trotz anscheinender Unregelmäßigkeit in Wirklichkeit ein in regelmäßiger Wiederkehr aussetzender oder kleinerwerdender ist“ vorschlug. Aber schon früher wurde diese Pulsform in der Literatur beschrieben; es findet sich die erste diesbezügliche Angabe in einer Arbeit von C. J. B. WILLIAMS[1]), The prognosis and treatment of organic diseases of the heart, in the London Journal of Medicine 1850, in der folgendes ausgeführt wird:

"Advanced stages of severe pericarditis and adhesions of the pericardium present a remarkable kind of irregularity and even intermission in the radial pulse, whilst the heart's pulsations are quite regular; in fact, some of the latter are too weak to reach the wrist, hence the irregularity; and I have distinctly ascertained, that the weak or deficient beats are those, corresponding with inspiration, whilst the stronger pulses are those enforced by the expiratory act, which thus helps the weak heart and augments its propulsive powers."

WILLIAMS sucht die Erklärung dieses Phänomens offenbar in einer Schwäche der Herztätigkeit.

In der deutschen Literatur wird die Priorität von den meisten Verfassern F. HOPPE[2]) zuerkannt, der in der deutschen Klinik von 1854 in seiner Arbeit „Über einen Fall von Aussetzen des Radialpulses während der Inspiration und die Ursache dieses Phänomens“ darauf aufmerksam gemacht hat, daß der Radialpuls bei tiefer Inspiration verschwindet. Dieses Phänomen unterscheidet HOPPE von der inspiratorischen Verkleinerung des Radialpulses, die durch Kompression der *Arteria subclavia* bedingt wird.

Im Jahre 1856 beschrieb A. WIDEMANN[3]) in seiner Dissertation „Beitrag zur Diagnose der Mediastinitis“ einen 1854 von GRIESINGER in der Tübinger Klinik beobachteten Fall. Es handelte sich dabei um einen früher gesund gewesenen jungen Mann, der unter Seitenstechen,

---

[1]) C. J. B. Williams, London Journ. of Med. for 1850, vol. II, p. 464.
[2]) F. Hoppe, Deutsche Klinik, 1854, Nr. 3, Bd. VI, S. 33.
[3]) A. Widemann, Dissert. inaug. Tübingen 1856.

Dyspnoe und blutigem Auswurfe erkrankte. In kurzer Zeit entwickelte sich Zyanose und allgemeiner Hydrops, starker Aszites und beiderseitiger Pleuraerguß. Die Untersuchung des Herzens ergab nur eine geringe Vergrößerung der Herzdämpfung, schwachen Spitzenstoß und dumpfe Töne. Der Puls war klein, irregulär und häufig aussetzend, während das Herz regelmäßig fortschlug. GRIESINGER fand, daß das Aussetzen des Pulses in rhythmischen Intervallen erfolgte, und zwar immer gleichzeitig mit der Inspiration. Die Krankheit, welche anscheinend durch ein Trauma verursacht worden war, führte in neun Wochen zum Tode.

Die Sektion ergab neben einer fibrinös-eitrigen Perikarditis eine fibrinöse Mediastinitis; starre strangförmige Exsudate fanden sich in dem Bindegewebe, in welchem die großen Gefäßstämme nach ihrem Austritte aus dem Perikard eingebettet liegen; die Venenstämme waren zum Teil erheblich verengert, ebenso die Aorta im aufsteigenden Teile und im Bogen; dieselbe war auch geknickt und teilweise um ihre Achse gedreht. Die Herzbeutelhöhle war fast vollständig durch fibröse Schwarten obliteriert. Die Vorderfläche des verdickten Perikards war ebenfalls mit Schwarten bedeckt.

VIERORDT[4]) machte einige freilich unvollkommene Aufnahmen dieses Pulses mit seinem Sphygmographen und teilte sie in seinem Werke „Die Lehre vom Arterienpuls" mit, in dem er übrigens behauptet, daß der normale Puls in der Inspiration größer ist als in der Exspiration.

C. GERHARDT[5]) beschrieb 1859 das inspiratorische Aussetzen des Pulses im asphyktischen Stadium des Kehlkopfcroups und machte die Indikationsstellung für die Tracheotomie von diesem Symptom abhängig. Ebenfalls bei Croup konnte FRITZ[6]) im Jahre 1861 dieses Phänomen feststellen, und er war auch der erste, der es in der französischen Literatur beschrieb.

TRAUBE[7]) erwähnt in einer Fußnote S. 716 seiner gesammelten Beiträge zur Pathologie und Physiologie in einer Abhandlung „Über grüne Sputa" im Jahre 1864 bei einem Fall von kruppöser Pneumonie, der mit linksseitigem Empyem und perikardialem Erguß kompliziert war: „Während des Bestehens des perikardialen Exsudates trat ein eigentümliches Pulsphänomen auf; es wurde bei tieferen Inspirationen die Welle in der Radialis wie in der Carotis niedriger und verschwand bei ganz tiefen Inspirationen vollständig. Mehrere ähnliche Beobachtungen, die Prof. TRAUBE zu machen Gelegenheit gehabt, sollen baldigst veröffentlicht werden."

---

[4]) Vierordt, Die Lehre vom Arterienpuls in gesunden und kranken Zuständen. Braunschweig 1855.

[5]) C. Gerhardt, Der Kehlkopfcroup. Tübingen 1859.

[6]) E. Fritz, Gaz. hebdom. de méd. et de chir. 1861.

[7]) L. Traube, Gesammelte Beiträge, Bd. 2, S. 716.

Diese Beobachtungen dürften wohl der allgemeinen Beachtung entgangen sein, bis KUSSMAUL[8]) im Jahre 1873 durch seine Publikation „Über schwielige Mediastino-Perikarditis und den paradoxen Puls" das Interesse der medizinischen Welt auf diesen Gegenstand lenkte und damit eine ausgedehnte Diskussion darüber einleitete, die auch jetzt noch nicht geschlossen ist. KUSSMAUL beschrieb außer dem Fall von GRIESINGER, welchen er ausführlich zitierte, zwei ähnliche Fälle, bei welchen hauptsächlich auf Grund des genannten Pulsphänomens die in Rede stehende Affektion diagnostiziert wurde. Er bezeichnete die Varietät der chronischen Perikarditis, welche in weniger prägnanter Weise von GENDRIN[9]) „Fibroperikarditis" benannt worden war, als schwielige Mediastino-Perikarditis, womit er das pathologisch-anatomische Substrat dieses Krankheitsprozesses definiert hat. In dieser Arbeit, in welcher man die ausführlichen Krankengeschichten, Sektionsbefunde und die für heutige Begriffe etwas primitiven Kurven seiner Patienten findet, schildert KUSSMAUL die hier in Betracht kommenden Symptome in folgender Weise:

„Klinisch führt diese Affektion zu den Symptomen der chronischen Entzündung des Perikards und seiner Obliteration, wozu als Kriterium der schwieligen Mediastinitis ein eigentümliches arterielles Pulsphänomen, zuweilen eine eigentümliche Erscheinung an den Halsvenen sich gesellt. Indem das Sternum bei jeder Inspiration durch die fibrösen mediastinalen Stränge einen verengenden Zug auf die Aorta vor und am Bogen ausübt, wird der Puls aller Arterien bei gleichmäßig fortgehender Herzbewegung in bestimmten, mit jeder Inspiration regelmäßig wiederkehrenden Intervallen sehr klein oder er verschwindet ganz, um mit der Exspiration sofort wiederzukehren. Diese Erscheinungen ermöglichen es in Fällen, ... (die) eine sichere Diagnose nicht zulassen, durch ihre Gegenwart, der Diagnose einer mit schwieliger Mediastinitis verbundenen Perikarditis einen annähernden Grad von Gewißheit zu erteilen."

KUSSMAUL hat also in seinen zwei Fällen beobachtet, daß der Puls gleichzeitig mit der Inspiration verschwand und mit der Exspiration wiederkehrte; nach je zwei Schlägen und vielleicht der Andeutung eines dritten setzt er jedesmal aus. Dem Aussetzen des Pulses, das an allen der Palpation zugänglichen Arterien festzustellen war, entsprach kein analoger auskultatorischer Befund am Herzen, dessen Rhythmus vielmehr vollständig unbeeinflußt blieb. Die Herzdämpfung änderte sich bei tiefer Atmung, namentlich nach links hin, beträchtlich.

Ein für die Diagnose wichtiges Symptom, das schon 1864 in Fällen von Mediastinitis von FRIEDREICH[10]) beschrieben worden ist, bot auch

[8]) A. Kußmaul, Berl. kl. Ws. 1873, Nr. 37, 38 u. 39.
[9]) Gendrin, Vorlesungen über Herzkrankheiten, 1843, S. 360.
[10]) Friedreich, Virchows Arch., Bd. 29, 1864, S. 310.

das Verhalten der beträchtlich angeschwollenen Halsvenen; bei jeder kräftigen Inspiration schwollen nämlich die Bulbi der *Venae jugulares* ganz bedeutend an und bei jeder Exspiration wieder ab, während normalerweise das Entgegengesetzte geschieht.

Die Erklärung dieser Phänomene gibt KUSSMAUL durch die Annahme einer Einschnürung und Zerrung, unter Umständen einer Abknickung der großen Gefäße im Thorax als Folge der von den Respirationsphasen abhängigen verschieden starken Anspannung der fibrösen strangförmigen Adhäsionen im Mediastinum. KUSSMAUL nennt die Erscheinung am Arterienpuls und an den Halsvenen pathognomonisch für die schwielige Mediastino-Perikarditis. Aus dem eingangs zitierten Grunde schlägt er vor, diesen Puls den paradoxen zu nennen und betont, daß sein Verhalten in zweifacher Beziehung paradox ist:

„1. Bei gleichmäßig fortschreitender Herzaktion verschwand der Puls in kurzen Intervallen für den tastenden Finger ein- bis zweimal ganz oder fast ganz, um dann sofort zwei- oder mehreremal wiederzukehren.

2. Diese scheinbare Unregelmäßigkeit war in Wirklichkeit nur eine an die Phase der Atmung geknüpfte Ungleichheit; das Verschwinden oder Kleinerwerden des Pulses kehrte mit größter Regelmäßigkeit bei jeder Inspiration wieder.“

Diese klassische KUSSMAULSCHE Beschreibung hatte naturgemäß zur Folge, daß die schwielige Mediastino-Perikarditis jetzt viel häufiger diagnostisch in Erwägung gezogen wurde. Die kasuistische Literatur der folgenden Jahre weist denn auch mehrere einschlägige Fälle auf, welche die Beobachtungen KUSSMAULS bestätigen.

So wurde 1875 in einer Dissertation von F. KIPP[11]) ein Fall mitgeteilt, bei dem auf Grund eines paradoxen Pulses die Diagnose schwielige Mediastino-Perikarditis gestellt worden war. Hier hatte aber die Schwielenbildung nicht nach aufwärts zu entlang den großen Gefäßen stattgefunden, wodurch dieser Fall sich wesentlich von den Fällen GRIESINGERS und KUSSMAULS unterschied, die einen selteneren Typus darstellen. In KIPPS Fall setzte der Puls bei jeder tiefen Inspiration vollständig aus.

In der englischen Literatur finden wir die Mitteilung eines 1873 beobachteten Falles von A. W. FOX[12]), der sich den Anschauungen KUSSMAULS ganz anschließt. In dem von NORMAN DALTON[13]) beschriebenen Fall konnte eine Sektion nicht vorgenommen werden.

Bei einem von MATTHIEU[14]) mitgeteilten Fall von *Pulsus paradoxus*

---

[11]) F. Kipp, Dissert. inaug. München 1875.

[12]) A. W. Fox, Brit. med. Journ. 1877, vol. II, p. 470.

[13]) Norman Dalton, Transact. of the clinic. Soc. of London, 1899, vol. 32, p. 277.

[14]) Matthieu, Bull. et mém. d. l. soc. anat. 1882.

bei Mediastino-Perikarditis fehlten Verwachsungen an der Aorta; dagegen bestanden Adhäsionen zwischen Herz und Brustwand. Bei einem von F. RIVALTA[15]) sehr genau beobachteten Patienten mit schwieliger Mediastino-Perikarditis und Pleuritis exsudativa bilateralis war das KUSSMAULSCHE Phänomen zu verschiedenen Zeiten verschieden stark ausgeprägt. RIVALTA erkennt in seinem Falle für das Zustandekommen des *Pulsus paradoxus* auch den durch das pleuritische Exsudat innerhalb des Thorax bedingten Druckveränderungen eine gewisse Bedeutung zu. NATHAN WEISS[16]) teilt in seiner Abhandlung über die Verwachsung des Herzens mit dem Herzbeutel 1876 die Anschauung KUSSMAULS vollständig.

Indes zeigte sich aber bald, daß dieses Pulsphänomen nicht bloß bei der Mediastinitis fibrosa anzutreffen ist. Es wurden nämlich Beobachtungen von BÄUMLER[17]) und fast gleichzeitig von TRAUBE[18]) und STRICKER[19]) veröffentlicht, aus denen hervorgeht, daß diese Pulsform auch bei Pericarditis exsudativa ohne Mediastinitis zustande kommen kann. Diese Fälle waren insofern von den früher erwähnten wesentlich verschieden, als die Erscheinungen an den Halsvenen fehlten und die Herztöne während der Inspiration — wenigstens im Falle TRAUBES — schwächer wurden.

TRAUBE und STRICKER beschrieben nämlich je einen Fall von eitriger Perikarditis mit schwieliger Verdickung des Perikards, aber ohne Mediastinitis, in welchem der *Pulsus paradoxus* an allen Arterien konstatiert wurde; der Blutdruck war niedrig. TRAUBE glaubte eine Erklärung dafür in der beträchtlichen Verdickung des Perikards gefunden zu haben und stellt sich die Vorgänge folgendermaßen vor:

Unter normalen Verhältnissen veranlaßt die tiefste Inspiration keine Spannung des Perikards, wohl aber bei starker Verdickung desselben; diese Spannung ist auf der Höhe der Inspiration so groß wie die des maximal kontrahierten Diaphragmas. Da diese durch das Zwerchfell bewirkte inspiratorische Spannung des starren Herzbeutels die Ventrikelkontraktion hemmt, und zwar ganz besonders, wenn es sich um ein geschwächtes Herz handelt, wird auch weniger Blut verarbeitet werden und der Arterienpuls wird klein und nicht bemerkbar sein.

Im Falle BÄUMLERS war aber die dieser Erklärung zugrundegelegte Starrheit des Herzbeutels nicht vorhanden. BÄUMLER beschrieb einen Fall von *Pulsus paradoxus* bei perikardialem und pleuralem Erguß ohne Mediastinitis, in welchem der Puls im Beginn der Inspiration

---

15) F. Rivalta, Il Morgagni Maggio 1887, p. 285.
16) Nathan Weiß, Österr. mediz. Jahrbücher, Jahrg. 1876, S. 1.
17) Ch. Bäumler, Deutsch. Arch. f. kl. Med., Bd. 14, S. 455 (Dez. 1874).
18) Traube, Charité-Annalen, I. Jahrg. (1874), 1876, S. 270.
19) Stricker, Charité-Annalen, II. Jahrg. (1875), 1877, S. 95.

kleiner, bei tiefer Einatmung ganz unfühlbar wurde, während der Exspiration und Atempause sich aber wieder normal verhielt. Es fehlte die inspiratorische Anschwellung der Venen. Man fand bei der Autopsie im Cavum pericardii auf beiden serösen Flächen Faserstoffauflagerungen, besonders an der Umschlagsstelle am Ursprunge der großen Gefäße — daselbst auch teilweise Verlötung des Herzens mit dem Herzbeutel, ebenso an den unteren Partien — an der Spitze derb, seitlich locker; das Perikard etwas verdickt. Auf der Außenfläche des Perikards sowie im Mediastinum keine Entzündungserscheinungen. BÄUMLER weist nun in seiner Arbeit darauf hin, daß erst unter bestimmten pathologischen Verhältnissen die schon normalerweise vorhandenen respiratorischen Druckschwankungen im Aortensystem sich bemerkbar machen, und zwar:

1. Bei Behinderung des Luftzutrittes zu den Lungen (eine Ursache für beträchtliche Steigerung des negativen Thoraxdruckes).

2. Bei mechanischen Hindernissen für das freie Abfließen des Blutes in die Aorta, die von der Inspiration hervorgerufen oder verstärkt sind.

In beiden Fällen wird die Herabsetzung der Propulsionskraft einer geschwächten linken Kammer wohl eine Rolle spielen und dem Zustandekommen dieser Erscheinung Vorschub leisten. In der ersten Gruppe soll die inspiratorische intrathorakale Drucksenkung die Ursache der verringerten Aortenfüllung sein, indem die Organe im Thorax — vor allem die großen Venen und der Lungenkreislauf — davon stark beeinflußt werden. Seinen Fall versucht BÄUMLER damit zu erklären, daß der infolge des Ergusses positive Druck im Brustraum während des Exspirationsmomentes die Ansaugung von Blut so sehr behindert, daß bei der mit dem Anfang der Inspiration zusammenfallenden Systole der linke Ventrikel nur eine geringe Blutmenge zu verarbeiten hat.

An diese Fälle schließt sich eine Beobachtung von W. GRAEFFNER[20]) an. Bei einem Kranken mit eitriger Perikarditis und doppelseitiger Pleuropneumonie wurde die Pulswelle an allen fühlbaren Arterien mit der Inspiration niedriger. Ließ man den Thorax längere Zeit in Inspirationsstellung, so blieb der Puls gleichmäßig niedrig und umgekehrt, bei verlängerter Exspiration größer. Ein Schwächerwerden der Herztöne, ebenso ein Anschwellen der Halsvenen war während der Inspiration nicht wahrnehmbar. Bei der Sektion fand man den Herzbeutel vollständig freiliegend; die Lungenränder waren beiderseits entsprechend den Rippenknorpelenden mit der Pleura pericardiaca verwachsen; im Herzbeutel befanden sich etwa 300 *g* eitrigen Exsudates. Beide Blätter des Perikards waren mit dicken, zottigen Auflagerungen bedeckt, ebenso die Aorta und Pulmonalarterie, und zwar erstere nur bis zur Umbiegungsstelle; diese ist durch ringförmige Adhäsionen, welche kurz und straff vom Herzbeutel herüberziehen, ringsum fest-

[20]) W. Graeffner, Berl. kl. Ws. 1876, Nr. 27, S. 386.

gelötet. Die Erklärung für den *Pulsus paradoxus* bildet hier die bei der Einatmung durch den Zug auf die ringförmig die Aorta umgebenden Stränge hervorgerufene Knickung des Gefäßes, resp. Verkleinerung seines Lumens.

Ähnliche Befunde zeigten die Fälle von HALPERN[21]), der einen *Pulsus paradoxus* bei totaler Synechie des Perikards beschreibt, und von E. BOEHR[22]), der aber auch das inspiratorische Anschwellen der Halsvenen konstatierte. Auch in letzterem Falle sind bei der Sektion ausgedehnte Verwachsungen und Stränge, welche die großen Gefäße beträchtlich verengert hatten, ein perikardialer Erguß und ein schlaffer Herzmuskel angetroffen worden, jedoch keine Mitbeteiligung des Mediastinums. SVOEICHOTOW[23]) schließt aus seinen zwei Fällen, daß der *Pulsus paradoxus* besonders bei Verwachsungen des Herzens mit der linken Pleura oder mit den Lungen auftritt.

In den bis jetzt erwähnten Fällen war nur das Vorkommen des paradoxen Pulses bei Perikarditis beschrieben, sei es nun, daß diese mit Mediastinitis kombiniert war oder nicht; fast immer aber bestanden Adhäsionen zwischen dem Perikard und den großen Gefäßen oder eine schwielige Verdickung des Perikards. Ganz neue Gesichtspunkte für die Beurteilung dieses Pulsbildes finden wir nun in den bemerkenswerten Arbeiten von FR. RIEGEL.

Dieser verweist zunächst[24]) auf die von LUDWIG festgestellte Tatsache, daß gleichzeitig mit der Exspiration der Blutdruck im arteriellen System steigt, während der Inspiration hingegen sinkt. Auch lenkt RIEGEL die Aufmerksamkeit auf einzelne entsprechende Kurven von LANDOIS[25]), in dessen Werk über die Lehre vom Arterienpuls. RIEGEL selbst hat nun über 700 Kurven teils bei Gesunden, die meisten aber bei jugendlichen Rekonvaleszenten aufgenommen, bei denen jede Spur einer Mediastinitis oder perikardialen Affektion fehlte. In diesen Kurven[26]) zeigte es sich in Übereinstimmung mit den früheren Bildern von LANDOIS:

1. Daß jedesmal mit der tiefen Inspiration der Einzelpuls beträchtlich an Größe abnimmt, mit der Exspiration dagegen bedeutend zunimmt.

2. Daß während der Inspiration die Raschheit, mit der die einzelnen Pulse einander folgen, anwächst, um mit der Exspiration wieder beträchtlich abzunehmen. (In die heutige Terminologie übersetzt, daß also eine respiratorische Arrhythmie besteht.)

---

21) Halpern, Dissert. inaug. Berlin 1877.
22) E. Boehr, Berl. kl. Ws. 1883, Nr. 13.
23) Svoeichotow, Watch-Gaz. St. Petersburg 1908, Nr. 23 (zit. nach Vaquez).
24) Riegel, Berl. kl. Ws. 1876, Nr. 26, S. 369.
25) Landois, Die Lehre vom Arterienpuls, Berlin 1872, Fig. 70.
26) Riegel, l. c. und Ein neuer Sphygmograph, Breslau 1876.

3. Daß endlich mit dem inspiratorischen Kleinerwerden des Pulses jedesmal ein Deutlicherwerden und Tieferrücken der Rückstoßwelle eintritt; daß mit der Exspiration dagegen die Rückstoßwelle beträchtlich höher rückt und an Größe abnimmt.

Des weiteren stellt RIEGEL fest, daß diese Erscheinungen am Puls bei forcierter Atmung deutlicher sind als bei oberflächlicher, bei der sie gewöhnlich gerade noch wahrnehmbar sind.

Die Erklärung, die RIEGEL für dieses Verhalten des Pulses gibt, gründet sich auf die respiratorischen Veränderungen des intrathorakalen Druckes, die natürlich bei tiefer Atmung viel größer ausfallen. Die Frage, ob auch andere Faktoren, wie Herzschwäche, Muskeldegeneration usw., dabei noch eine Rolle spielen, läßt er offen.

In einer späteren Arbeit[27]) publiziert er Kurven, die bei einem Typhuskranken, der keinerlei Erscheinungen einer Perikarditis aufwies, nach einer Darmblutung aufgenommen worden waren; der Puls zeigte hier inspiratorisches Kleinerwerden und ferner Tieferrücken und Niedrigerwerden der Rückstoßelevation. Dieses Pulsbild war bei dem Kranken nur kurze Zeit anzutreffen, weshalb RIEGEL vermutet, daß es eine Folge der Darmblutung war.

Ferner beschreibt RIEGEL eine Reihe von Fällen, wo mit Behinderung des freien Luftzutrittes zu den Lungen ein paradoxer Puls beobachtet wurde (Larynxstenose, Diphtheritis, Ulcera) und bestätigte dabei die Angaben von GERHARDT und BÄUMLER. Durch Tierexperimente (Tracheotomie und Verwendung von Glaskanülen mit dickerem oder dünnerem Lumen) bringen RIEGEL und TUCZEK[28]) den Beweis bei, daß es wirklich die Verengerung der Trachea und des Larynx ist, die als Ursache der inspiratorischen Pulsveränderungen angesehen werden müssen. Später publizierten sie[29]) dann noch einen Fall von Larynxcroup, wo nach Tracheotomie der *Pulsus paradoxus* verschwindet, bei Erhaltenbleiben aller übrigen Verhältnisse, wie Puls- und Atemfrequenz, Temperatur usw.; sie betrachteten diesen Befund beim kranken Menschen als Analogon ihrer Tierexperimente.

RIEGEL kommt zu dem Schluß[30]), daß

1. weniger bei gesunden, doch meistens bei noch etwas geschwächten Individuen häufig bereits bei ruhiger Atmung, aber deutlicher bei forcierter, die oben geschilderten Unterschiede zwischen den in die In- und Exspiration fallenden Pulsen erkennbar sind. Er betont dabei den Unterschied zwischen den respiratorischen Druckschwankungen in

---

[27]) Riegel, Berl. kl. Ws. 1876, Nr. 47, S. 673.

[28]) Riegel u. Tuczek, Berl. kl. Ws. 1878, Nr. 50.

[29]) Riegel u. Tuczek, Berl. kl. Ws. 1878, Nr. 52.

[30]) Riegel, Volkmanns Sammlg. klin. Vorträge, 1878, Nr. 144/45. — Deutsch. med. Ws. 1903, Nr. 20, S. 345.

der Grundlinie der Kurven und den respiratorischen Änderungen des Einzelpulses;

2. der *Pulsus paradoxus* in einer Reihe pathologischer Fälle auftreten kann; von diesen unterscheidet er drei Gruppen:

a) Fälle, die den KUSSMAULSCHEN entsprechen. Aus diesem Grunde wäre nach RIEGEL in jedem Falle von *Pulsus paradoxus* das Verhalten der Halsvenen, der Ictus cordis, die Intensität der Herztöne in beiden Atemphasen usw zu beachten.

b) Fälle mit behindertem Luftzutritt zu den Lungen.

c) Fälle mit geschwächtem Herzmuskel. Hier führt er beispielsweise einen Fall an, in dem bei einem Emphysematiker nach Digitalisgebrauch gleichzeitig mit der Hebung der Herzkraft der *Pulsus paradoxus* geschwunden ist.

Er kam damit zu einer ähnlichen Auffassung wie P. K. PEL[31]), der im Jahre 1878 die bis dahin gegebenen Erklärungen zusammenfassend, das Auftreten des *Pulsus paradoxus* von nachstehenden Faktoren bedingt fand:

1. Abnorme mechanische Verhältnisse im Thorax.

2. Steigerung des negativen Druckes bei der Inspiration, wie z. B. bei Behinderung des Luftzutrittes zu den Lungen und auch bei tiefer Einatmung bei Gesunden.

3. Geschwächte Herzen, welche den negativen Druck während des Inspiriums nicht gut überwinden können.

RIEGEL weist nachdrücklich darauf hin, daß der *Pulsus paradoxus* keine pathognomonische Erscheinung für die Mediastino-Perikarditis sein kann, aber er wendet sich entschieden gegen die Behauptung von SOMMERBRODT, daß der *Pulsus paradoxus* etwas durchaus Normales sei und hält vielmehr daran fest, daß ein deutlicher *Pulsus paradoxus* immer pathologisch ist.

J. SOMMERBRODT[32]) hatte nämlich nachzuweisen versucht, daß man ohne jede Schwierigkeit bei entsprechender Apparatur bei jedem Gesunden einen spezifischen Einfluß der einzelnen Respirationsphasen auf den Puls einwandfrei nachweisen könne in der Art, daß

1. die Kurve bei der Inspiration sinkt und sich bei der Exspiration erhebt,

2. die Einzelpulse bei der Inspiration, die von RIEGEL und anderen schon beschriebenen Variationen aufweisen.

Er spricht sich deshalb scharf gegen die Ansichten KUSSMAULS aus: „Nicht die Nachweisbarkeit besonders deutlicher Einflüsse der Respiration auf die Pulskurve, sondern weit eher die Unmöglichkeit, sie besonders deutlich hervorzurufen, ist auffällig und hat pathognomo-

---

31) P. K. Pel, Ned. Tijdsch. v. Geneesk., 1878, Nr. 3.

32) J. Sommerbrodt, Berl. kl. Ws. 1877, Nr. 42, S. 615.

nische Bedeutung. . . . Auffällig paradox ist es, wenn man den Einfluß der Atmung auf den Puls eines Menschen nicht nachweisen kann!"

Daß unter physiologischen Bedingungen die Atmung einen Einfluß auf das Pulsbild zeigen kann, hatten übrigens schon BARRY[33]) im Jahre 1827 und MAREY[34]) 1863 beschrieben. Letzterer betonte, daß der Grad dieser Beeinflussung von der Art und Intensität der Atmung abhängig sei.

Es kann nicht Wunder nehmen, daß diese divergierenden Auffassungen über das Wesen und die Bedeutung des *Pulsus paradoxus*, wie wir sie eben skizziert haben, eine größere Anzahl von Arbeiten zur Folge hatten, in denen das Vorkommen desselben bei den verschiedensten pathologischen Zuständen mitgeteilt wurde.

Früher haben wir schon erwähnt, daß man diese Pulsform außer bei der schwieligen Mediastino-Perikarditis auch bei Perikardaffektionen ohne Mediastinitis beschrieben hat. Es handelte sich da immer um Fälle mit Adhäsionen und Verdickungen des Herzbeutels.

Um exsudative Perikarditis handelte es sich nun in einem der Fälle von MAIXNER[35]), ferner in einem Falle von B. SMITH[36]) und von A. FRAENKEL[37]). Das Zustandekommen des *Pulsus paradoxus* erklärt FRAENKEL in gleicher Weise wie TRAUBE und vertritt, was die Wertigkeit dieses Symptoms anlangt, die Meinung, daß ein prinzipieller Unterschied zwischen dem *Pulsus paradoxus* von KUSSMAUL und dem inspiratorischen Kleinerwerden des Pulses beim Normalen besteht.

Bemerkenswert ist eine Mitteilung von S. WEST[38]), in the Royal medical and chirurgical Society, der nach Entleerung eines eitrigen perikadialen Exsudates vermittelst freier Inzisionen den *Pulsus paradoxus* verschwinden sah. Bei dem 16jährigen Knaben, der durch diese operative Behandlung geheilt worden war, wurde der *Pulsus paradoxus*, den man vor der Operation konstant nachweisen konnte, nicht mehr beobachtet. In der Diskussion zu dieser Demonstration wurde die Erklärung angenommen, daß der Druck des Exsudates auf die Vena cava inferior eine schlechte Füllung des Herzens und damit den *Pulsus paradoxus* bedinge.

W. J. CALVERT[39]) bespricht an der Hand eines klinisch beobachteten und später anatomisch genau studierten Falles von Pericarditis exsudativa, der einen *Pulsus paradoxus* gezeigt hatte, die Bedingungen, die für das Zustandekommen desselben eine Rolle gespielt hatten. Er legt

[33]) Barry, Thèse de Paris 1827.
[34]) Marey, Physiol. méd. de la circulation du sang. Paris 1863.
[35]) E. Maixner, Prager Vierteljahrsschrift, 1879, N. F. Bd. 1, S. 87.
[36]) B. Smith, Brit. med. Journ. 1888, vol. 1, p. 735.
[37]) A. Fraenkel, zit. nach Reichmann.
[38]) S. West, Brit. med. Journ. 1883, vol. 1, p. 814.
[39]) W. J. Calvert, Journ. of Amer. Ass. 1907, I, 2, p. 1168.

das Hauptgewicht auf das Verhältnis des Druckes, den das perikardiale Exsudat auf die Vena cava ausübt, zu dem Druck in der Vene selbst.

Auch CHAVIGNY[40]) betont die große Bedeutung des *Pulsus paradoxus* für die Diagnose der exsudativen Perikarditis auf Grund seiner Fälle.

Mit pleuralem Erguß kompliziert waren die Fälle von Perikarditis, die von WIDEMANN, RIVALTA, BÄUMLER, TRAUBE, STRICKER und GRAEFFNER beschrieben und oben schon erwähnt worden sind. Auch in einem Falle von S. GEMELL[41]) einer tuberkulösen Perikarditis, war ein ausgiebiger Erguß in beiden Pleurahöhlen vorhanden.

J. BAUER[42]) erwähnt einen auf der Ziemssenschen Klinik beobachteten Fall von hochgradigem, linksseitigem Pleuraexsudat, bei dem der Radialpuls ebenfalls einige Zeit hindurch — solange das Exsudat die ganze Thoraxhälfte ausfüllte und bedeutende Verdrängungserscheinungen veranlaßte — während der Inspiration fast bis zum Verschwinden kam; eine Verdickung des Herzbeutels kam nicht in Betracht. Aus dieser Beobachtung zieht er die Schlußfolgerung: „Unter verschiedenen Bedingungen können durch die inspiratorische Verschiebung des Brustkorbes mechanische Hindernisse entstehen, welche die Ausstoßung einer geringeren Blutquantität nach sich ziehen, und zwar sowohl an der Aorta, vielleicht auch an der Subklavia oder am Gefäßursprunge (und dann können die Herztöne unverändert fortbestehen) oder am Herzen selbst (und dann wird sich gleichzeitig eine Verminderung der Herzenergie konstatieren lassen). Die Entstehung wird durch ein schwaches degeneriertes Herz begünstigt."

Von HALPERN[43]) wird ein Fall von *Pulsus paradoxus* mitgeteilt, in welchem eine Phthise, eine doppelseitige Pleuritis und Ödeme der Extremitäten gefunden wurden, bei dem aber keine Verwachsungen und Adhäsionen des Perikards vorhanden waren.

Bei drei Fällen von Ductus arteriosus persistens und ferner bei einer großen Anzahl von Kranken mit Aneurysmen des Aortenbogens oder der großen aus ihm entspringenden Gefäßstämme sah FRANÇOIS FRANCK[44]) ein inspiratorisches Kleinerwerden des Pulses in bestimmten Arterien, nämlich in denjenigen, die aus dem aneurysmatisch veränderten Gefäßteil ihren Ursprung nehmen, so daß er dieses Symptom zur Bestimmung des Sitzes des Aneurysmas heranzieht.

Der größere Umfang des Aneurysmas, wodurch dasselbe den intrathorakalen Druckschwankungen ausgesetzt ist, soll eine plausible Er-

---

[40]) Chavigny, Paris méd. 1917, p. 219.

[41]) S. Gemell, Glasgow med. Journ. 1895, February.

[42]) J. Bauer, v. Ziemssens Handb. d. spez. Path. u. Ther., 1876, Bd. 6, S. 599.

[43]) Halpern, l. c.

[44]) François Franck, Gaz. méd. de Paris 1878, Nr. 50. Gaz. hebdom. de méd. et de chir. 1879, Nr. 4. Gaz. hebdom. de méd. et de chir. 1878, Nr. 48.

klärung für diese Verhältnisse abgeben. FRANCK zieht den Schluß, daß überall da, wo der normale Einfluß der Respiration auf die arterielle Zirkulation verstärkt ist — durch anatomische oder funktionelle Störungen im Respirationsapparat, Herz- oder Gefäßsystem — eine wahrnehmbare Pulsverkleinerung während der Inspiration auftreten kann.

LÖWIT[45]) berichtet von einem Fall allgemeiner Arteriosklerose, in dem forcierte Inspiration eine Pulsverkleinerung hervorrief bei sonst erhaltener Form der Einzelwellen, und in dem der Sektionsbefund mehrere Aneurysmata aortae thoracicae et abdominalis ergab. LÖWIT unterscheidet noch genauer verschiedene Formen je nach den zeitlichen Beziehungen zwischen den einzelnen Momenten der In- und Exspiration einerseits und dem verschiedenen Anteile des Pulses andererseits, wobei er besonders auf das Verhalten der Rückstoßelevation achtet. LÖWIT konnte für seinen Fall mit den vorhandenen Erklärungen nicht das Auslangen finden und zog noch nervös-reflektorische Momente heran. Er beruft sich dabei auf HERING[46]), der bei Hunden durch kräftiges Aufblasen der Lungen eine beträchtliche Blutdrucksenkung und Herzbeschleunigung erzielte. Die Reizung der sensiblen Lungennervenfasern sollte die Erregung des Vaguszentrums und damit den Tonus der hemmenden Herznerven in gewissem Maße herabgesetzt haben.

Ein Gegenstück zu RIEGELS Beobachtung vom Auftreten des *Pulsus paradoxus* nach einer Darmblutung findet sich in einer Mitteilung von J. HAY[47]), der bei einem Emphysematiker, an dem wegen Herzschwäche ein Aderlaß vorgenommen wurde, in unmittelbarem Anschluß daran deutliche inspiratorische Verkleinerung des Pulses auftreten sah; 20 Minuten später war dieses Phänomen wieder verschwunden. HAY machte ähnliche Beobachtungen an weiteren zwei Kranken während Perioden von Herzschwäche.

Bei allgemeiner Herzschwäche wurde wiederholt *Pulsus paradoxus* beschrieben, so z. B. von RIEGEL[48]), PEL[49]), HAY[50]), BINDA[51]) u. a.

Auf das häufige Vorkommen des *Pulsus paradoxus* bei Cheyne-Stokesschem Atmen weist WASSERMANN[52]) hin, der in diesem Zusammenhang einen von JANOWSKI[53]) beschriebenen Fall von Meningitis erwähnt, bei dem Cheyne-Stokes und *Pulsus paradoxus* gleichzeitig vorhanden waren.

---

[45]) M. Löwit, Arch. f. exp. Path. u. Pharm. 1879, Bd. 10, S. 412.
[46]) E. Hering, K. Akad. d. Wiss. z. Wien, 1871, Bd. 60, 64.
[47]) J. Hay, The Lancet, 1900, p. 535.
[48]) Fr. Riegel, l. c.
[49]) P. K. Pel, l. c.
[50]) J. Hay, l. c.
[51]) P. Binda, Pensiero Medico Milan. Nr. 12, 24. Mars 1923. Ref. Arch. d. mal. d. cœur, p. 538, 1924.
[52]) S. Wassermann, Wr. Arch. f. inn. Med., Bd. IV, 1922, S. 426.
[53]) Janowski, Volkmanns Sammlung kl. Vortr., Nr. 192/3, 1897.

Die BÄUMLERSCHE Auffassung, der sich auch RIEGEL auf Grund seiner experimentellen Arbeit und klinischen Beobachtung angeschlossen hat, daß nämlich in einem Teil der Fälle der *Pulsus paradoxus* durch Behinderung des Luftzutrittes zu den Lungen bedingt sei, fand in einigen kasuistischen Mitteilungen Bestätigung. Außer der früher angeführten Arbeit GERHARDTS[54]) finden wir eine Publikation von PETŘINA[55]), einen Fall von *Pulsus paradoxus* bei starker Dyspnoe betreffend, welche durch Kompression der Trachea und des rechten Bronchus infolge Sarkoms der Mediastinaldrüsen hervorgerufen war, ohne daß Verwachsungen mit dem Herzen oder den großen Gefäßen vorlagen.

BROCKBANK[56]) hat den *Pulsus paradoxus* öfters bei Kindern beobachtet, die infolge akuter Laryngitis, Larynx-Tbc. oder Diphtheritis dyspnoisch waren.

FISCHL[57]) beschreibt den *Pulsus paradoxus* bei einem Phthisiker mit starker Dyspnoe und inspiratorischer Einziehung des Thorax und kommt in einer folgenden Arbeit[58]) zu einer ähnlichen Ansicht wie BÄUMLER.

JÜRGENSEN[59]) und MAIXNER[60]) erwähnen analoge Zustände bei Pneumonie.

Kombiniert mit einem eigenartigen Phänomen sahen *Pulsus paradoxus* M. ROCH et L. CAMPÈCHE[61]), nämlich mit *Hippus respiratorius* (bei Inspiration bestand Mydriasis, bei Exspiration Miosis).

Bedeutsam für die Lehre vom *Pulsus paradoxus* waren die Beobachtungen an Fällen, bei denen diese Pulsform nur auf einer Seite oder auf einer Seite stärker anzutreffen war. Hierher gehören die schon früher erwähnten Fälle von FRANÇOIS FRANCK; ferner ein Fall von GERHARDT[62]), bei dem ein auffallender Unterschied in der Pulszahl auf beiden Seiten bestand. Lokale atheromatöse Veränderungen macht GERHARDT dafür verantwortlich. In einem zweiten Falle[63]) bestätigte die Sektion die Annahme einer Verengerung der *Arteria subclavia.* Eine einschlägige Mitteilung veröffentlicht TH. HARRIS[64]), wo der *Pulsus paradoxus* links am deutlichsten war. Er weist auf die Arbeit von CIMLER[65])

[54]) C. Gerhardt, l. c.
[55]) Petřina, Prager med. Ws. 1877, Nr. 12, S. 233.
[56]) Edw. M. Brockbank, Brit. med. Journ. 1893, June, p. 1314.
[57]) Jos. Fischl, Prager med. Ws. 1877, Nr. 23.
[58]) Jos. Fischl, Prager med. Ws. 1879, Nr. 47/50 u. 52.
[59]) Jürgensen, Croupöse Pneumonie. Tübingen 1883. S. 244.
[60]) E. Maixner, l. c.
[61]) M. Roch et L. Campèche, Revue de méd. 1909, Nr. 8.
[62]) C. Gerhardt, Berl. kl. Ws. 1897, Nr. 1.
[63]) C. Gerhardt, Berl. kl. Ws. 1897, Nr. 14.
[64]) Th. Harris, The Lancet, 1899, vol. I, 2, p. 1072.
[65]) E. Cimler, Wiener med. Presse, 1897, Nr. 19, S. 592.

hin, der behauptet, daß man mittelst des Onychographen von HERTZ in der Lage sei, bei einseitigem Auftreten des *Pulsus paradoxus* zwei Kategorien zu unterscheiden, und zwar:

1. Fälle, bei denen der Unterschied der Pulse durch eine zentrale Verengerung der Gefäße bedingt wird;

2. Fälle, bei denen der Elastizitätsverlust der peripheren Gefäße die Ursache für das Pulsphänomen abgibt.

HEWLETT[66]) sah in seinem Fall bei tiefer Inspiration den Radialpuls auf der rechten Seite verschwinden; beim Hochheben der rechten Schulter aber trat der Puls wieder auf. Es handelte sich hier wohl um eine Subklaviakompression zwischen Klavikula und erster Rippe, vielleicht um Adhäsionen.

Einseitigen *Pulsus paradoxus* beschrieben auch DANIELOPOLU und DANULESCO[67]) bei einem Fall von Aneurysma arteriovenosum der Subklavia.

ROSENSTEIN[68]) hat schon in der zweiten Auflage des Ziemssenschen Handbuches 1879 auf diese Möglichkeit der Subklaviakompression die Aufmerksamkeit gelenkt und erwähnt, daß JOHANNES MÜLLER in seinen Vorlesungen dieses Phänomen zu demonstrieren pflegte. Diesbezügliche Beobachtungen wurden noch von BAUER[69]), SCHREIBER[70]), RIEBOLD[71]), WENCKEBACH[72]), SEMERAU[73]), DE VRIES REILINGH[74]), SCHÜLLER[75]), EDGECOMBE[76]) u. a. mitgeteilt.

Auch FALCONER and MC QUEEN[77]) teilen Fälle von *Pulsus paradoxus* mit, der durch Kompression der Arteria subclavia hervorgerufen wurde. Diese weisen auf die Angaben von HILL, MC QUEEN and FLACK[78]) hin, die festgestellt haben, daß bei „ovaler Deformation“ der Arterien auch ein Druck von außen, der niedriger sein kann als der diastolische Druck, im Gefäße zum Verschwinden des Pulsus führen könne.

JOHN HAY[79]) und ORTNER[80]) beobachteten bei Aortenaneurysmen

---

66) A. W. Hewlett, Journ. of Amer. Ass., 1905, Nr. 19, p. 1405.

67) D. Danielopolu und V. Danulesco, Arch. d. mal. d. cœur, 1917, p. 13.

68) Rosenstein, v. Ziemssens Handb., II. Aufl., 1879, Bd. 6, S. 58.

69) J. Bauer, v. Ziemssens Handb., 1876, Bd. 6, S. 599.

70) J. Schreiber, Arch. f. exp. Path. u. Pharm., Bd. 10, S. 19, 1879.

71) G. Riebold, Berl. kl. Ws. 1910, Nr. 33, S. 1542.

72) K. F. Wenckebach, Zeitschr. f. kl. Med. 1910, Bd. 71, S. 402.

73) M. Semerau, Deutsch. Arch. f. klin. Med. 1914, Bd. 115, S. 608.

74) D. de Vries Reilingh, Zeitschr. f. klin. Med. 1915, Bd. 81.

75) A. Schüller, Wiener kl. Ws. 1915, S. 1243.

76) W. Edgecombe, Brit. med. Journ., 1920, vol. II, p. 890.

77) Falconer and McQueen, Quart. Journ. of med., 1914/15, vol. VIII, p. 38.

78) Hill, McQueen and Flack, Proc. Roy. Soc. London, 1914, Ser. B, LXXXVII, p. 344.

79) John Hay, The Lancet, 1901, 27. April.

80) N. Ortner, Med. Klinik 1909, S. 575 u. 618.

eine Pulsform, welche HAY „*reversed Pulsus paradoxus*“ und ORTNER „*Pulsus exspiratione intermittens*“ nennt, indem während der Inspiration die Pulswellen nicht kleiner, sondern größer werden, um während der Exspiration auszusetzen. ORTNER polemisiert gegen die Auffassung von FRANÇOIS FRANCK und kommt zu folgenden Schlußsätzen: „Es gibt einen *Pulsus exspiratione intermittens* anscheinend mit Vorliebe bei Aortenaneurysmen. Die Ursache ist keine einheitliche und an besondere anatomische Verhältnisse des Aneurysmas und an die besondere Art der In- und Exspiration geknüpft.“

Der Umstand, daß, wie ausgeführt, das Vorkommen des *Pulsus paradoxus* bei verschiedenartigen Zuständen, bei denen von einer Mediastinitis nicht die Rede war, beobachtet wurde, hatte zur Folge gehabt, daß der *Pulsus paradoxus* nicht mehr als ein ausschließlich der schwieligen Mediastino-Perikarditis zukommendes Symptom angesehen wurde. Ja, es wurden auch Fälle von schwieliger Mediastino-Perikarditis beschrieben, bei denen der *Pulsus paradoxus* fehlte. So von DESNOS[81]) und WESTPHALEN[82]).

TH. HARRIS[83]) und HESS[84]) kommen auf Grund eigener und zahlreicher in der Literatur beschriebener Fälle gleichfalls zu dem Ergebnis, daß der *Pulsus paradoxus* im Symptomenbild der schwieligen Mediastino-Perikarditis weder ein konstanter, noch ein integrierender Bestandteil ist. Auch EDENS und FORSTER[85]), die sich in neuerer Zeit mit diesem Thema beschäftigt haben, kommen unter Benützung ihres großen Materials zu der Schlußfolgerung, daß bei der totalen Obliteration des Herzbeutels die dafür angegebenen pathognomonischen Symptome — darunter auch der *Pulsus paradoxus* — nicht vorhanden sein müssen. RADONIČIČ[86]) bemerkt, daß für Mediastino-Perikarditis der *Pulsus paradoxus* nicht pathognomonisch ist, daß er anderseits vollständig vermißt wird, wo man ihn für die Diagnose am meisten brauchen würde, und schätzt deshalb die Brauchbarkeit des *Pulsus paradoxus* als klinisches Symptom recht gering ein.

Die Arbeit KUSSMAULS hat zur Veröffentlichung nicht nur zahlreicher kasuistischer Beiträge, sondern auch verschiedener anderer Arbeiten Anlaß gegeben, in welchen Physiologen und Kliniker auf Grund ihrer

[81]) Desnos, Prog. méd. 1881, Nr. 17.

[82]) H. Westphalen, St. Petersburger med. Wochenschr. 1892, S. 277 u. 285.

[83]) Th. Harris, Indurative Mediastino-pericarditis. London 1895, p. 62.

[84]) O. Hess, Über Stauung und chronische Entzündung in der Leber und den serösen Höhlen. Habilitationsschr. 1902, S. 31.

[85]) E. Edens u. W. Forster, Deutsch. Arch. f. klin. Med. 1914, Bd. 115, S. 290; W. v. Forster, Dissert. inaug. München 1914.

[86]) R. Radoničič, Deutsch. med. Ws., 1911, Nr. 10, S. 449.

Experimente oder klinischen Beobachtungen in ausführlichen theoretischen Erwägungen das Wesen des *Pulsus paradoxus* klarzustellen versuchten. An erster Stelle mögen in diesem Zusammenhang die bedeutsamen experimentellen Arbeiten von RIEGEL und TUCZEK[87]), SCHREIBER, ROSENBACH und HOKE erwähnt werden.

SCHREIBER[88]) nimmt die durch die einzelnen Respirationsphasen bedingten Veränderungen der Blutströmung zu und aus dem Thorax zum Ausgangspunkt seiner Überlegungen betreffend das inspiratorische Kleinerwerden des Pulses. Der Gedankengang SCHREIBERS ist etwa folgender: Bei der Inspiration wird Blut aus den Venen angesaugt; die Arterien entleeren sich deshalb leichter in die Kapillaren; diese Bedingungen für die Entleerung der Arterien werden mit dem Fortschreiten der Inspirationsphase weniger günstig, in gleichem Maße, wie die Aspirationskraft der Lungen abnimmt. Die im Laufe der Inspiration immer reichlicher in die Lungen eindringende atmosphärische Luft begünstigt eine Verdrängung der in den pulmonalen Gefäßen unter dem Einfluß der Inspiration vermehrten Blutmenge nach dem linken Herzen hin. Die in der Inspiration in die intrathorazischen Venen beschleunigt zuströmenden Blutmassen werden durch die in dieser Phase kräftigeren und frequenteren Herzkontraktionen mit Leichtigkeit wieder dem großen Kreislaufe zugeführt. Die im Anfang der Inspiration geringere arterielle Füllung soll in weiteren Phasen der Inspiration wieder zunehmen.

Andererseits muß die exspiratorische Abnahme der Frequenz und der Intensität der Herzkontraktionen, die eventuelle Stauung des Blutes in den Venen usw. schließlich zu einer Abnahme des mittleren arteriellen Blutdruckes führen, welche nur darum nicht so schnell kenntlich wird, weil im Beginn der Exspiration die dieser selbst zukommende, der Steigerung des mittleren Blutdruckes ungünstige Wirkung noch nicht hervorgetreten ist. Im allgemeinen werden der Beginn einer Respirationsphase und der Eintritt ihrer Wirkung auf den Blutdruck sich zeitlich nicht decken, sondern zueinander etwa in demselben zeitlichen Abhängigkeitsverhältnisse wie Herzstoß und Radialpuls gedacht werden müssen. Die Pulsänderungen werden infolgedessen im Anfang anders sein müssen wie am Ende einer Respirationsphase.

Die Wirkung des veränderten Luftdruckes auf den Blutkreislauf macht SCHREIBER zum Gegenstand einer eingehenden experimentellen Studie[89]). Er untersucht dabei das Verhalten des Pulses beim Müllerschen und Valsalvaschen Versuch; ferner den Einfluß des Atmens komprimierter und verdünnter Luft auf die Pulsform.

Die Bezeichnung *Pulsus paradoxus* will er nur für Fälle, wie sie GRIESINGER und KUSSMAUL beschrieben, reserviert haben und zählt

---

87) Riegel u. Tuczek, l. c.
88) J. Schreiber, Arch. f. exp. Path. u. Pharm. Bd. 10, S. 19, 1879.
89) J. Schreiber, Arch. f. exp. Path. u. Pharm. 1880, Bd. 12, S. 168.

zusammenfassend folgende Charakteristika für diesen „eigentlichen“ *Pulsus paradoxus* gegenüber den sonstigen Formen des inspiratorisch kleinerwerdenden oder aussetzenden Pulses auf:

1. Das erhebliche Kleinerwerden oder vollständige Verschwinden des Radialpulses in der Inspiration.
2. Das deutliche Hervortreten dieser Verkleinerung oder des vollständigen Pulsmangels in der zweiten Hälfte und zu Ende der Inspiration.
3. Die Unmöglichkeit, den paradoxen Puls durch die verlängerte und angehaltene Inspiration in volle Pulse überzuführen.
4. Die Nachweisbarkeit an allen Arterien.
5. Der *Pulsus paradoxus* bedarf zur Entstehung nicht der forcierten Inspiration.
6. Die Herzaktion ist regelmäßig und zeigt keine Abschwächung in der Inspiration.

Als wichtiges Begleitsymptom betrachtet er die inspiratorische Füllung der Halsvenen.

O. ROSENBACH[90]) untersuchte im Experiment den Einfluß raumbeschränkender Prozesse in der Pleurahöhle auf den Kreislauf. Es ergab sich aus seinen Versuchen, daß nach Injektion größerer Mengen Flüssigkeit (Öl) in die Pleurahöhle — also bei hochgradiger Raumbeschränkung — zwar kein Sinken des arteriellen Blutdruckes zu verzeichnen ist, daß jedoch die Füllung des Arteriensystems schlechter wird, die Füllung der Venen dagegen zunimmt. Komprimierte er durch Aufblasen eines Gummiballons bei Hunden die Vena cava inferior, so trat bei tiefer Inspiration des Versuchstieres eine völlige Abknickung des Venenstammes an der Durchtrittsstelle durch das Diaphragma auf; sofort stellte sich unter rapidem Absinken des Blutdruckes ein deutlicher *Pulsus paradoxus* bei anscheinend schwächer werdenden Herztönen ein und hielt während der ganzen Dauer der sehr verlängerten Inspiration an, um mit dem Erschlaffen des Zwerchfelles plötzlich zu verschwinden. Das Herz war bei diesen Versuchen aus seiner normalen Lage erheblich verdrängt.

Die ungenügende Füllung des arteriellen Systems während der Inspiration, bezw. der *Pulsus paradoxus* könne also durch eine Behinderung des Abflusses aus dem linken Ventrikel (Abknickung der großen Arterien im Sinne GRIESINGERS und KUSSMAULS) bedingt sein oder durch mangelhafte Füllung des linken Herzens als Folge einer Behinderung des Venenblutstromes, wie aus den Experimenten des Autors und den meisten klinischen Beobachtungen erhelle.

Differentialdiagnostisch käme für die Unterscheidung dieser beiden Möglichkeiten für die Entstehung des *Pulsus paradoxus* das Verhalten

---

[90]) O. Rosenbach, Virchows Arch. Bd. 105, 1886.

der Herztöne in Betracht, indem diese im ersten Fall kräftiger, im zweiten aber während der Inspiration leiser sein müßten. Das Verhalten der Halsvenen aber könne für die Differentialdiagnose nicht verwertet werden, da ein inspiratorisches Anschwellen der Venen ebensowohl durch Knickungen (wie in den KUSSMAULSCHEN Fällen usw.) wie auch durch Verdrängung des Herzens und die dadurch bedingte Verlegung des Lumens der Venenstämme bei raumbeschränkenden intrathorakalen Prozessen (wie in ROSENBACHS Experimenten) hervorgerufen sein könne.

ROSENBACH[91]) teilt die Ansichten J. BAUERS[92]), daß die Bedingungen für die Entstehung des *Pulsus paradoxus* verschieden sein müssen. Es kämen dafür alle die Momente in Betracht, die während der Inspiration die Füllung des Arteriensystems erschweren, seien es nun Hindernisse für die Entleerung des Herzens, z. B.:

Schwäche des Herzmuskels,
Verwachsungen an den Arterien,
Verdickung des Perikards,
große Exsudate des Perikards,

oder für die Herzfüllung, z. B.:

große Pleuraexsudate,
Mediastinaltumoren,
massige Pneumonien,
Abknickung der Venenstämme.

E. HOKE[93]) geht bei seinen experimentellen Untersuchungen über den *Pulsus paradoxus* von den Ergebnissen der Arbeiten TIGERSTEDTS und CLOETTAS über den Einfluß der Respiration auf den Lungenkreislauf aus.

Nach TIGERSTEDT[94]) wird der Aortendruck durch die Respiration beeinflußt:

1. durch verschiedene Weite der Lungengefäße (während der Inspiration sind die stark gefüllten Gefäße weiter, halten dadurch einen Teil des Blutes zurück, wodurch die Zufuhr zum linken Herzen geringer ist; im Anfang der Exspiration ist die zufließende Blutmenge zum Herzen dann größer und nimmt allmählich wieder ab);

2. durch Schwankungen des intrathorakalen Druckes (in der Inspiration wird der Lungeninhalt größer, die Gefäße werden weiter und der Widerstand geringer und bei der Exspiration umgekehrt; die intrapleuralen Druckvariationen wirken also im selben Sinne wie die statische Veränderung der Gefäßweite in den Lungen);

---

[91]) O. Rosenbach, Eulenburgs Realenzyklop. III. Aufl. 1898, Bd. 18, S. 469 f.

[92]) J. Bauer, l. c.

[93]) E. Hoke, Wr. kl. Ws. 1912, S. 998.

[94]) R. Tigerstedt, Lehrb. der Physiol. d. Kreislaufs, 1893.

3. durch Volumschwankungen der Lungen (diese treiben unabhängig von der Tätigkeit des rechten Ventrikels Blut zu der Stelle des geringsten Widerstandes, nämlich zum linken Vorhof).

Die Untersuchungen CLOETTAS[95]) zeigten folgendes: „Auf Grund der plethysmographischen Pulsationen der Lungen, der Verminderung des Karotisdruckes und der Ausschläge des rechten Ventrikels, der Ergebnisse der chemischen Untersuchung, des Blutgehaltes und der Prüfung der mikroskopischen Bilder der geblähten und kollabierten Lunge ergibt sich, daß die Durchblutung der Lunge im Exspirationszustand eine bessere ist als bei der inspiratorischen Aufblähung mit Luft."

Im Versuch am Kaninchen konnte HOKE diese Ergebnisse CLOETTAS bestätigen und knüpft daran folgende Überlegung: Das Lungenblut fließt dem linken Ventrikel und der Aorta zu; die Höhe des Karotisdruckes ist abhängig: 1. von der Kraft und Frequenz der Systole des linken Ventrikels, 2. von dem Gefäßwiderstand und 3. von der dem linken Ventrikel zufließenden Blutmenge. Da die ersten Größen als konstant angesehen werden können, so kann eine unter Veränderung des Lungenvolums sich regelmäßig einstellende Druckänderung an der Karotis nur auf eine Veränderung der Durchflußmengen des Lungenblutes bezogen werden. Die Blähung der Lunge durch negativen Druck, wie sie bei der natürlichen Inspiration entsteht, hat eine Abnahme des Karotisdruckes zur Folge, was nur durch einen verminderten Zufluß des Lungenvenenblutes zum linken Vorhof, d. h. durch eine Einschränkung der Lungenzirkulation zustande kommen kann.

Dies bildete für HOKE die theoretische Voraussetzung für seine Experimente; er verband bei Kaninchen Trachea und Karotis mit registrierenden Manometern; führte in die Pleurahöhle zur Regulierung des Druckes eine VAN DEN BRUGSCHE Kanüle ein; legte ferner eine Drahtschlinge um die freipräparierte Vena cava superior und inferior und untersuchte sodann den Einfluß der Behinderung von Luftzufuhr und -abfuhr, Phrenikusdurchschneidung und -reizung, Erhöhung des intrapleuralen negativen Druckes, Auffüllung des Perikards mit Flüssigkeit, Verziehungen usw. Unter den genannten Bedingungen konnte er jedesmal bei dem Versuchstier einen *Pulsus paradoxus* hervorrufen.

Luftzufuhr- und Luftabfuhrbehinderung hatte dieselbe Wirkung wie der Müllersche und Valsalvasche Versuch.

Phrenikusdurchschneidung und -reizung zeigte, daß es für das Zustandekommen des *Pulsus paradoxus* belanglos ist, ob die Atmung eine thorakale oder abdominale ist. Der *Pulsus paradoxus* bei doppelseitiger Phrenikusreizung ist folgendermaßen zu erklären: Durch krampfartige Kontraktion des Diaphragmas wird der Thoraxraum vergrößert,

[95]) Cloetta, Arch. f. exp. Path. u. Pharm. 1911, Bd. 66, S. 409.

die Lungen werden ausgedehnt (wie bei tiefer Inspiration) und bleiben ungefähr so; die Blutdurchströmung ist erschwert und das linke Herz bekommt weniger Blut; das Schlagvolumen sinkt infolgedessen.

Bei Erhöhung des intrapleuralen negativen Druckes sind Befund und Erklärung dieselben wie im vorigen Fall.

Bei Injektion von Kochsalzlösung ins Perikard und Verziehung des Perikards ist die Verziehung und Zerrung der großen Venenstämme das ausschlaggebende Moment.

HOKE kommt zur Schlußfolgerung, daß der *Pulsus paradoxus* hauptsächlich zwei Faktoren seine Entstehung verdankt, nämlich:

1. den veränderten Zirkulationsverhältnissen in den Lungen während der Respirationsphasen,
2. der Behinderung des Blutzuflusses aus den Venen in den Thorax oder das Herz.

Demnach entsteht der *Pulsus paradoxus* rein mechanisch, wenn es zu abnorm starker inspiratorischer Entfaltung der Lungen kommt und wenn die großen Venenstämme verzogen werden.

Diese Ergebnisse HOKES weichen erheblich von denen ab, welche LEWIS einige Jahre früher über den gleichen Gegenstand publiziert hatte. LEWIS[96]) fand zunächst ein ganz verschiedenes Verhalten bei Brust- und Bauchatmung. Tiefe, nicht angehaltene Inspiration habe bei thorakaler Atmung Blutdrucksenkung, bei abdominaler Atmung hingegen Blutdrucksteigerung zur Folge. Bei der Exspiration seien die Verhältnisse genau entgegengesetzt. Im übrigen hält LEWIS den *Pulsus paradoxus* überhaupt für eine völlig belanglose Erscheinung, da Menschen, die tief atmen müssen, fast immer eine Senkung des Blutdruckes aufweisen und da nach LEWIS der *Pulsus paradoxus* den Ausdruck physiologischer Blutdruckschwankungen darstellt[96a]).

Es wurden im vorangehenden einige experimentelle Arbeiten etwas ausführlicher erörtert, weil es wichtig erscheint zu zeigen, in welchem Maße die bedeutenderen klinischen Ausführungen über den *Pulsus paradoxus* von den jeweils zutage getretenen experimentellen Ergebnissen beeinflußt wurden, bezw. wie weit die Erfahrungen des Experimentes und die Erkenntnisse der allgemeinen Physiologie als Grundlage für das Verständnis der klinischen Beobachtungen dienten.

E. REICHMANN[97]) gibt in einer großangelegten Studie eine Erklärung für die Genese des *Pulsus paradoxus,* welche seiner Ansicht nach für alle Fälle zutrifft. Von den Ergebnissen der Untersuchungen

---

96) Th. Lewis, The Journ. of Phys. Cambridge 1908, vol. 37, p. 237. — 96a) Th. Lewis, The Brit. med. Journ., 1924, vol. I, 1, p. 737.
97) E. Reichmann, Zeitschr. f. kl. Med. 1904, Bd. 53, S. 112.

ausgehend, welche DONDERS über die Höhe des Thoraxdruckes usw. angestellt hat, kommt REICHMANN zu folgenden rechnerischen Überlegungen:

Der Druck im Pleuraraum beträgt bei gewöhnlicher Atmung (Inspir.) — 7 bis (Exspir.) + 4 *mm* Hg; bei forcierter Atmung sind die analogen Werte — 87 und + 57 *mm* Hg. Während die Schwankungen bei gewöhnlicher Atmung im Vergleich zu dem mit 200 bis 250 *mm* Hg angenommenen Aortendruck nicht in Betracht kommen und vernachlässigt werden können, betragen sie hingegen bei forcierter Atmung ungefähr 144 *mm* Hg, also mehr als die Hälfte des Aortendruckes. Das habe zur Folge, daß bei hohem negativen Druck sich die Aorta erweitere, mehr Blut fasse und dieses infolgedessen anderen Gebieten entzogen werden müsse, was mit einer geringeren Blutversorgung peripherer Gebiete (kleinere Pulswelle) gleichbedeutend sei. Diese Verhältnisse erführen durch Abnehmen der Herzkraft, Verstärkung des negativen Druckes usw. eine entsprechende Modifikation.

In dieser Anschauung wird REICHMANN auch noch durch die Angaben von KLEMENSIEWICZ[98]) und von KNOLL[99]) bestärkt, die nachwiesen, daß bei Gesunden nur forcierte Atmung einen Einfluß auf den Puls habe.

Eine diagnostische Bedeutung erkennt REICHMANN dem *Pulsus paradoxus* nur für Fälle zu, die gleichzeitig inspiratorisches Anschwellen der Halsvenen zeigen; sonst hält er ihn für belanglos.

ORTNER[100]) bemängelte an dieser Auffassung, daß sie nur die Füllungsschwankungen der Aorta berücksichtigt und jene des Herzens und der Lungengefäße vernachlässigt. Auch käme die Veränderung der Aortenweite bei Fällen von Aneurysma oder von Sklerose der Aorta im Sinne REICHMANNS nicht in Betracht.

F. M. GROEDEL[101]) sieht vor allem in den Bewegungen des Zwerchfelles die mechanisch-dynamischen Bedingungen für den *Pulsus paradoxus*. Der Hebel, welcher diese Bewegungen auf das Herz und die großen Gefäße überträgt, ist das Perikard. Die Druckwirkung des angespannten Herzbeutels auf den Anfangsteil der großen Gefäße oder der überdehnten Lungen auf Herz und große Gefäße soll das Strömungshindernis hervorrufen. Mit der Länge des Hebelarmes nehme der Ausschlag zu (Engbrüstige usw.); hoher Blutdruck aus peripheren Ursachen kompensiere diesen Einfluß.

Soweit GROEDEL den Druck der ausgedehnten Lunge auf Herz und Gefäße für seine Erklärung heranzog, setzte er sich in Widerspruch zu

98) Klemensiewicz, Sitzungsber. der Akad. d. Wiss. III. Abt., Bd. 53, S. 112.

99) Ph. Knoll, Arch. f. exp. Path. u. Pharm., 1876, Bd. 9, S. 405.

100) N. Ortner, l. c.

101) F. M. Groedel, Zeitschr. f. kl. Med. 1910, Bd. 70, S. 47.

HOLZKNECHT und HOFBAUER[102]), die eine Druckwirkung in diesem Sinne nicht anerkennen.

F. GAISBÖCK[103]) ist der Ansicht, daß die mechanisch-dynamische Erklärung, wie sie REICHMANN, HOKE u. a. für den *Pulsus paradoxus* gegeben haben, in vielen Fällen nicht ausreicht. Er glaubt vielmehr, daß, worauf LÖWIT[104]) 1879 hingewiesen hat, auch nervöse und reflektorische Momente in Betracht zu ziehen seien.

GAISBÖCK stützte sich dabei auf die Experimente von H. C. THACKER[105]), der an Hunden, Katzen und Kaninchen bei Stauung durch kardiale Sperre die Blutverteilung in den verschiedenen Organen studiert hat. Dieser hatte gefunden, daß das mechanische Moment eine viel geringere Rolle spielt als man denken sollte, und daß der ausschlaggebende Einfluß auf die Art und Weise der Blutverteilung in einem biologischen Faktor zu suchen sei, nämlich in der vasomotorischen Innervation der einzelnen Organe und Organgebiete.

In Analogie hiezu denkt GAISBÖCK an die Möglichkeit, daß bei chronischen entzündlichen Vorgängen am Herzen, Mediastinum und der Pleura durch Dehnung und Zerrung von Interkostalnerven bei der Inspiration Vasomotorenreflexe ausgelöst werden; und er meint, daß die Störungen der Blutströmung und Blutverteilung als Folge der Inspiration zu einer Erregung des Vasomotorenzentrums führen, wodurch es zu Vasokonstriktion in der Peripherie kommen kann, besonders in Gefäßgebieten, die stärker dem Einfluß der Vasomotoren unterworfen sind. Die Bedingungen für das Zustandekommen dieser stärkeren Vasomotorenwirkung seien in der erhöhten Erregbarkeit des Nervensystems zu suchen und können auch rein psychogen sein.

Die Beweiskraft der von GAISBÖCK mitgeteilten Kurven wurde von SEMERAU, WENCKEBACH, FALCONER and MC QUEEN bestritten, die das Aussetzen des Pulses in den entsprechenden Sphygmogrammen zum Teil auf Kompression der Subclavia, zum Teil auf Verdrängung und Bedeckung der Arterien durch die angespannten Muskeln zurückführten.

In diesem Zusammenhang verdienen die Beobachtungen von WIERSMA[106]) Erwähnung, der den Einfluß von Bewußtseinszuständen auf den Puls und auf die Atmung studiert hat. Er fand, daß der niedrige Bewußtseinsgrad, wie Schlaf u. dgl., immer von starken respiratorischen Arhythmien begleitet ist, und daß die gesteigerte Aufmerksamkeit dieselbe zum Teil oder ganz aufhebt.

Auf einen Faktor, der bis dahin beim Studium des *Pulsus paradoxus*

---

102) G. Holzknecht u. L. Hofbauer, Zeitschr. f. kl. Med. 1910, Bd. 70, S. 358.
103) F. Gaisböck, Deutsch. Arch. f. klin. Med. 1913, Bd. 110, S. 506.
104) M. Löwit, l. c.
105) H. C. Thacker, Deutsch. Arch. f. kl. Med. Bd. 97.
106) E. D. Wiersma, Zeitschr. f. d. ges. Neur. u. Psych. 1913, Bd. 19, S. 1

nur wenig in Betracht gezogen worden war, lenkt E. MÜNZER[107]) die Aufmerksamkeit, nämlich auf den *N. vagus*. Bei genauer Analyse von Pulskurven konstatiert MÜNZER zweierlei respiratorische Veränderungen, nämlich:

1. Daß die Grundlinien, auf welche die einzelnen Pulse aufgesetzt sind, Wellenlinien bilden, die bald im Inspirium sinken, um im Exspirium anzusteigen (SCHREIBER[108]), bald aber das entgegengesetzte Verhalten zeigen. Diese Wellenlinien sind von SCHREIBER und MACKENZIE für die Folgen von Mitbewegungen der Extremitäten, von welchen der Puls aufgenommen worden ist, gehalten worden. Nach MÜNZERS Ansicht beruhen die ersteren auf respiratorischen Schwankungen des Volumens der zur Pulsaufnahme verwendeten Stelle (MÜNZER gebraucht Manschetten für die Aufnahme des Arterienpulses), während die letztere — inspiratorische Erhebung, exspiratorische Senkung der Grundlinie — durch die respiratorische Beeinflussung der Einzelpulse herbeigeführt werden.

2. Stellt er fest, daß die einzelnen Pulswellen respiratorische Veränderungen zeigen, und zwar, daß die Einzelpulse auf der Höhe der Inspiration niedriger und kürzer, während der Exspiration höher und länger und am Ende des Exspiriums, bezw. in der Atempause am größten und längsten sind; daß ferner bei der Einatmung die Rückstoßelevation ausgesprochener wird und später eintritt.

MÜNZER zieht besonders die respiratorische Arhythmie in den Kreis seiner Betrachtungen, auf welche die bereits früher erwähnten Arbeiten von HERING und LÖWIT und eingehende Studien von MACKENZIE[109]) und LOMMEL[110]) die Aufmerksamkeit gelenkt hatten. Letzterer wieder erblickte den Grund für die respiratorische Herzarrhythmie in einer übermäßigen Labilität des herzhemmenden Vaguszentrums.

MÜNZER fand nun in seinen Pulskurven dort, wo die respiratorische Arhythmie ausgesprochen war, auch einen deutlichen *Pulsus paradoxus*. Das Zusammentreffen von respiratorischer Arhythmie und *Pulsus paradoxus* erklärt MÜNZER damit, daß durch die Beschleunigung der Herztätigkeit das Schlagvolumen geringer wird, ein kleineres Schlagvolum habe einen kleineren Puls zur Folge — gemäß den Anschauungen von HOORWEG[111]): für die Höhe der Pulswelle sei nur das Schlagvolum maßgebend; der Blutdruck komme nur für die Dikrotie in Betracht.

Zusammenfassend teilt MÜNZER die Pulsbilder, welche respiratorische Veränderungen zeigen, in zwei Gruppen ein:

1. Die auf das Inspirium fallenden Pulse sind zeitlich verkürzt

---

107) E. Münzer, Zeitschr. f. kl. Med. 1912, Bd. 75, S. 253.
108) J. Schreiber, Arch. f. exp. Path. u. Pharm. Bd. 10, S. 24, Kurve 2.
109) J. Mackenzie, The study of the pulse. London 1902.
110) F. Lommel, Deutsch. Arch. f. kl. Med. 1902, Bd. 72, S. 214 u. 465.
111) J. L. Hoorweg, Pflügers Arch. 1890, Bd. 46, S. 115.

und ihrer Größe nach verkleinert (erhöhter Vagustonus) — „*Pulsus respiratione irregularis neurogeneticus*".

2. Die auf das Inspirium fallenden Pulse zeigen kleinere Höhe, aber keine zeitlichen Veränderungen (mechanisch-dynamische Einflüsse der Einatmung) — „*Pulsus respiratione irregularis mechanice effectus*".

Den durch extrathorakale Ursachen hervorgerufenen *Pulsus paradoxus* bezieht er in Gruppe 2 ein.

Es mag erwähnt werden, daß MÜNZER den Namen „*Pulsus paradoxus*" ablehnt.

THOREL[112]) geht noch weiter und betrachtet den *Pulsus paradoxus* einfach als „eine Abart des *Pulsus respiratorius*". In Eulenburgs Realenzyklopädie der gesamten Heilkunde vertritt BRUGSCH[113]) gleichfalls diese Ansicht. Der *Pulsus paradoxus* bei Mediastinitis sei nicht vom *Pulsus respiratione irregularis* zu unterscheiden und daher als Symptom nicht verwertbar.

In der englischen Literatur war im Jahre 1907 die Kontroverse über den *Pulsus paradoxus*, an der sich besonders BARR, LEWIS, WATSON WILLIAMS beteiligten, sehr lebhaft.

JAMES BARR[114]) hatte in früheren Arbeiten das Problem des *Pulsus paradoxus* „auf eine ihn ganz befriedigende Weise" gelöst, indem er sich auf den Standpunkt stellte, daß der *Pulsus paradoxus* — welcher übrigens gar nichts Paradoxes wäre — und der Puls beim Müllerschen Versuch dadurch hervorgerufen werden, daß die plötzliche Entleerung der Venen in den Thorax, um das im Thorax entstandene Vakuum auszufüllen, die gleichzeitige Entleerung der Arterien in die Kapillaren begünstige. Ein niedriger Blutdruck und starke respiratorische Pumpwirkung, ein schwaches rechtes Herz und großes Lungenreservoir seien ursächliche Momente für das Deutlicherwerden dieses Phänomens.

WENCKEBACH[115]) hat das Irrige dieser Auffassung in seiner ersten Publikation über diesen Gegenstand, welche gleichfalls in dem Brit. med. Journ. for 1907 erschien, an einem Fall von adhäsiver Perikarditis nachgewiesen und darauf hingedeutet, daß nicht von einer vermehrten Abnahme des intrathorakalen Druckes, sondern von einem mangelhaften inspiratorischen Mechanismus die Rede sein müsse. Das inspiratorische Anschwellen der Halsvenen beweise übrigens, daß keine vermehrte Ansaugung und keine plötzliche Entleerung der Venen stattfinde. Vielmehr müsse man mit der zunehmenden Behinderung der Zirkulation während der Einatmung diesen Zustand erklären und diese Behinderung

---

112) Ch. Thorel, Ergb. v. Lubarsch-Ostertag, XIV. Jahrg. II. Abt. 1910, S. 251.

113) Brugsch, Eulenburgs Realenzyklopädie, 4. Aufl., 1910, Bd. 11, S. 446.

114) Sir James Barr, Liverpool med.-chir. Journ. July 1900, and March 1901. — Brit. med. Journ. 1906, vol. II, 1, p. 407.

115) K. F. Wenckebach, Brit. med. Journ. 1907, vol. I, 1, p. 63.

sei durch den Zug des Diaphragmas an dem mit diesem verankerten Herzen bedingt.

Nach einer Aufforderung von WATSON WILLIAMS[116]), der die Erklärung des *Pulsus paradoxus* in der Beziehung zwischen den physiologischen periodischen Änderungen in dem herzhemmenden Nervenzentrum, zu denen in dem Atemzentrum erblickte, veröffentlichte BARR eine Arbeit[117]), in welcher er in schärfster Weise den Anschauungen WENCKEBACHS entgegentrat. In Analogie mit dem Müllerschen und Valsalvaschen Versuch bezieht BARR den *Pulsus paradoxus* entweder auf eine mangelhafte Füllung der Arterien infolge einer Schwäche des rechten Ventrikels oder auf eine zu rasche Entleerung derselben bei niedrigem Blutdruck und kräftigem Atemmechanismus. Nachdrücklich weist BARR auf die Wichtigkeit der Berücksichtigung der Wirkung des atmosphärischen Druckes hin.

Gegen diese Ansichten BARRS wandte sich P. WATSON WILLIAMS in einer ausführlichen Arbeit[118]). Er hebt dabei hervor, daß er bei sehr vielen Gesunden und sogar bei den besten Sportsmen von Clifton College einen *Pulsus paradoxus* geschrieben hat, und daß auch die Beobachtungen DEANS an gesunden Soldaten den gleichen Befund zeigten. WATSON WILLIAMS neigt sehr der Ansicht zu, daß das Ausbleiben des Pulses in vielen solchen Fällen auf Rechnung mangelhafter Leistungsfähigkeit des Sphygmographen gestellt werden könnte. Auch möchte WILLIAMS es für einen Fehler halten, den *Pulsus paradoxus* in jedem Falle dem gleichen Entstehungsmodus zuzuschreiben; er faßt die Frage auf folgende Weise zusammen:

"The effect of respiration on the circulation is exceedingly complex, resulting from mechanical factors introduced by the pumpaction of inspiration and exspiration, and from impulses generated in the bulbar cardio-inhibitory and vasomotor centres coincident with the respiratory impulses; and the effects vary according to the quickness or slowness of respiration, wether it be natural or deep, or forced, obstructed or free; while the strength of the heartbeat, arterial tension, the activity of the bulbar centres, and, we may add, the action of the abdominal muscles, the splanchnic area, and even the degree of oxygenation of the blood, all have varying influences in determining the final results. As the relative dominance of these different factors is so variable, the results as shown in pulse tracings are all inconstant."

Überblicken wir die bisher zitierten Arbeiten und ihre Ergebnisse, so können wir die Tatsache feststellen, daß trotz der sehr großen Anzahl

116) P. Watson Williams, Brit. med. Journ. 1907, vol. I, 2, p. 412.
117) Sir James Barr, Brit. med. Journ. 1907, vol. I, 2, p. 913.
118) P. Watson Williams, Brit. med. Journ. 1907, vol. II, 2, p. 369.

von Einzelbeobachtungen und Experimenten sowie der zahlreichen auf sie gestützten Theorien eine befriedigende Lösung dieses Problems kaum erst angebahnt wurde. Vor allem fehlte mit nur wenigen Ausnahmen die Grundlage für eine exakte Analyse, welche die gleichzeitige Registrierung der Atmung und des Pulses zur Voraussetzung hat. Zum großen Teil sind die Divergenzen zwischen den verschiedenen Erklärungen, die für den *Pulsus paradoxus* gegeben wurden, durch die Fortschritte der Physiologie usw. bedingt. Soweit aber die Erklärungen mehr spekulative waren und auf die Erkenntnisse, welche die physiologische und klinische Forschung zutage gefördert hatte, nicht ausschließlich basierten, mußten sie naturgemäß immer wieder den Grund zu Auseinandersetzungen geben. Dazu mag häufig noch der Umstand beigetragen haben, daß manche Autoren in den sich aus ihren Beobachtungen ergebenden Schlußfolgerungen zu weit gingen und die Erklärung, die für ihren Fall wohl zutreffend war, als für den *Pulsus paradoxus* allgemein gültig hinstellten. Nur eine verschwindende Minorität unter den Autoren hatte es klar erkannt und nachdrücklichst darauf hingewiesen, daß es sich beim *Pulsus paradoxus* in den verschiedenen Fällen um ganz verschiedene Dinge handle (SCHREIBER, FRÄNKEL, WATSON WILLIAMS u. a.). Freilich gaben auch diese Autoren nicht das Mittel an die Hand, die Differenzen präzis zu erfassen, und sicher hat keiner erkannt, daß nicht nur verschiedene Ursachen vorliegen, sondern daß auch spezifische sphygmographische Bilder diesen verschiedenen Genesen entsprechen.

Das Verdienst, die Lehre vom *Pulsus paradoxus* auf eine neue, den Erkenntnissen der normalen und pathologischen Physiologie sowie der klinischen Medizin gerecht werdenden Grundlage gestellt zu haben, gebührt WENCKEBACH, dem die Analyse einwandfreier polygraphischer Kurven und die Beobachtungen seiner Fälle die Möglichkeit gaben, die Charakteristika der verschiedenen Formen des paradoxen Pulses eindeutig festzustellen. Das prinzipiell Neue der WENCKEBACHschen Anschauung liegt vor allem darin, daß den verschiedenen Entstehungsbedingungen für den *Pulsus paradoxus* ganz spezifische sphygmographische Bilder entsprechen.

Nach seiner bereits oben erwähnten Arbeit über einen Fall von Mediastino-Perikarditis[119]) veröffentlichte WENCKEBACH eine Studie über pathologische Beziehungen zwischen Atmung und Kreislauf[120]), in welcher der *Pulsus paradoxus* bei der adhäsiven Perikarditis einer eingehenden Betrachtung unterzogen wird. Die anatomischen Verhältnisse bei dem durch Schwarten verankerten Herzen und die dynamischen

---

119) K. F. Wenckebach, Brit. med. Journ. 1907, vol. I, 2, p. 412.
120) K. F. Wenckebach, Volkmanns Sammlg. kl. Vortrg. Nr. 465/66, Dez. 1907.

Aufgaben, welche einem derartigen Herzen erwachsen, setzt WENCKEBACH ausführlich und klar auseinander, mit Berücksichtigung der prägnanten Schilderung von KEITH[121]) und der Abhandlungen BRAUERS[122]) über Mediastino-Perikarditis usw., ferner der durch HOLZKNECHT und HOFBAUER[123]) röntgenoskopisch nachgewiesenen Vergrößerung des Herzschattens während starker Inspiration. In späteren Arbeiten[124]) differenziert WENCKEBACH die Phänomene, die als *Pulsus paradoxus* bezeichnet zu werden pflegen und unterscheidet folgende Typen:

1. Den *extrathorakalen Pulsus paradoxus* durch Kompression der *Arteria subclavia;* das Phänomen verschwindet bei entsprechender Schulterhaltung.

2. Den *dynamischen Pulsus paradoxus;* die Pulse werden inspiratorisch kleiner, exspiratorisch größer, in der Atempause sind sie von mittlerer Größe; hierher gehört u. a. auch der *Pulsus paradoxus,* wie er als physiologische Erscheinung beschrieben wurde.

3. Den *mechanischen Pulsus paradoxus;* die Pulse werden inspiratorisch kleiner, exspiratorisch größer, in der Atempause sind sie am größten; hierher gehört u. a. der *Pulsus paradoxus* bei schwieliger Mediastino-Perikarditis.

Eine eingehende Würdigung der entsprechenden Arbeiten folgt in späteren Abschnitten dieser Ausführungen.

Mitteilungen von SEMERAU[125]) und DE VRIES REILINGH[126]) bestätigten die von WENCKEBACH vertretene Auffassung. Auch A. MÜLLER[127]) und C. PEZZI[128]) teilen in ihren Arbeiten seinen Standpunkt.

Soweit mir die Literatur zugänglich war, konnte ich einer Widerlegung der WENCKEBACHSCHEN Anschauung nicht begegnen.

Ich möchte es nicht unterlassen, die Aufmerksamkeit auf die noch in jüngster Zeit veröffentlichten Mitteilungen von RUDOLF SCHMIDT und H. CURSCHMANN zu lenken. R. SCHMIDT[129]) erblickt im *Pulsus paradoxus* vor allem ein rein konstitutionelles Problem; eine kurze Betrachtung des *Pulsus paradoxus* von diesem Gesichtspunkte aus nimmt auch

[121]) A. Keith, The Lancet, 1904, vol. I, 1, p. 555.

[122]) L. Brauer, Arch. f. klin. Chir. 1903, Bd. 71, S. 259. — Verhandlung des XXI. Kong. f. inn. Med. 1904.

[123]) G. Holzknecht und L. Hofbauer, Mitteil. a. d. Labor. f. radiol. Diagn. u. Ther. i. Allg. Krankenhaus in Wien. 1907, 2. Heft.

[124]) K. F. Wenckebach, Zeitschr. f. kl. Med. 1910, Bd. 71, S. 402. — Die unregelmäßige Herztätigkeit und ihre klinische Bedeutung. Leipzig 1914.

[125]) M. Semerau, Deutsch. Arch. f. kl. Med. 1914, Bd. 115, S. 608.

[126]) D. de Vries Reilingh, Zeitschr. f. kl. Med. 1915, Bd. 81.

[127]) A. Müller, Jagić' Handb. der all. Path. Diagn. u. Ther. d. Herz- u. Gefäßkrankheiten, 1912.

[128]) C. Pezzi, Arch. d. mal. d. cœur 1918, p. 201.

[129]) R. Schmidt, Vorträge d. l. ärztl. Spezialkurs. f. Frauen- u. Herzkrankh. in Franzensbad, 12.—24. Sept. 1922, S. 174.

JULIUS BAUER[130]) in seinem Buch vor. CURSCHMANN[131]) bestreitet diese Auffassung, gibt aber zu, daß er den *Pulsus paradoxus* bei Gesunden und chlorotischen jungen Mädchen mit kostaler Atmung öfters beobachtet hat; er fand ihn aber nie in Fällen von Concretio pericardii, Mediastinitis usw. Nach CURSCHMANN ist der *Pulsus paradoxus* die Folge eines Druckes des Musculus scalenus minimus auf die A. subclavia[132]). Zu WENCKEBACH nimmt weder SCHMIDT noch CURSCHMANN Stellung.

Die jüngste Arbeit, die sich mit diesem Gegenstand beschäftigt, ist die von den Amerikanern L. N. KATZ und H. W. GAUCHAT[133]) kürzlich veröffentlichte. KATZ und GAUCHAT waren in der Lage, den *Pulsus paradoxus* in fast allen pathologischen mit diesem Pulsbilde einher gehenden Zuständen, die in der oben angeführten Literatur erwähnt wurden, zu beobachten und haben sich der Mühe unterzogen, durch weitgehende Nachahmung der betreffenden Verhältnisse im Experiment, die für das Zustandekommen des *Pulsus paradoxus* maßgebenden Bedingungen zu ermitteln. GAUCHAT und KATZ fassen den Begriff des KUSSMAULschen Pulses etwa so, wie ihn SCHREIBER definiert hat, auf, wobei sie besonderen Nachdruck darauf legen, daß von diesem Pulse nur dann gesprochen werden darf, wenn keine willkürliche Änderung der Atmung gleichzeitig stattfindet. Sie schließen, da es sich um ein praktisch wichtiges, klinisches Symptom handelt, alle Zustände von vornherein aus, die mit einer absichtlichen Veränderung der Atemform und -tiefe einhergehen oder bei denen das Pulsphänomen nicht durch einfache Palpation sich feststellen läßt.

Die Klassifikation ihres klinischen Materials ist folgende:

Gruppe I: Abnorme Zustände des Respirationsapparates.
- A. Stenosen der oberen Luftwege.
- B. Pathologische Vorgänge, welche die Ausdehnungsfähigkeit der Lungen beeinflussen.
- C. Unfreiwillige forcierte Atmung ohne (Azidosis) und mit kardiovaskulärer Insuffizienz.

Gruppe II: Pathologische Zustände des Perikards.
- A. Mediastino-perikardiale Adhäsionen.
- B. Perikardiales Exsudat.

Da GAUCHAT und KATZ bei ihren Fällen von perikardialem Erguß den *Pulsus paradoxus* regelmäßig ohne jede Behinderung der Atmung sahen — dabei das Verschwinden des *Pulsus paradoxus* nach Punktion

---

130) J. Bauer, Die konst. Disposition zu inneren Krankheiten, 1917, S. 308.
131) H. Curschmann, Med. Kl. 1922, S. 1507.
132) H. Curschmann, Therap. Monatsh. Mai 1922 (Fußnote).
133) H. W. Gauchat and L. N. Katz, Arch. of intern. med. 1924, vol. 33, pp. 350, 370.

des Exsudates wiederholt beobachteten — weisen sie darauf hin, daß man vor allem an perikardialen Erguß denken soll, wenn man bei gewöhnlicher Atmung dieses Pulsbild findet.

Die experimentellen Studien an Hunden ergaben folgendes:

Mechanische Kompression der Aorta macht sich sogleich am Pulse bemerkbar; Kompression der Venae pulmonales nach einem oder zwei, der Venae cavae aber erst nach drei oder vier Schlägen.

Zug an irgend einer Stelle des Perikards hat einen *Pulsus paradoxus* zur Folge; das Auftreten und der Grad desselben hängt nicht von der Intensität des Zuges, wohl aber von seinem Angriffspunkt ab. Die zeitlichen Relationen bei dieser Art *Pulsus paradoxus* weisen darauf hin, daß es sich dabei immer um die direkte oder indirekte Folge partieller Okklusion der Venae pulmonales, der Aorta oder beider handelt, während eine Kompression der Venae cavae nicht in Betracht kommt.

Experimentell erhöhte Schwankungen des intrapleuralen Druckes haben *Pulsus paradoxus* zur Folge, und zwar um so ausgiebiger, je rascher diese Druckänderungen bewirkt werden und je stärker sie ausfallen. Aus den zeitlichen Beziehungen ist zu schließen, daß diese Druckänderungen das Schlagvolum des linken Herzens beeinflussen.

Bei experimentell erzeugtem perikardialen Erguß tritt *Pulsus paradoxus* ohne Atmungsänderungen auf wie unter klinischen Verhältnissen. Die Pulshöhe nimmt beim ersten oder zweiten Schlag nach Anfang der Inspiration ab. Dies schließt die Möglichkeit eines Einflusses der Inspiration auf das Volum der Aorta oder Venae cavae aus und spricht viel mehr dafür, daß der Einfluß intrapleuraler Druckschwankungen auf das Schlagvolum des linken Herzens maßgebend sei für das Auftreten des Pulsphänomens.

Die experimentell festgestellten Tatsachen, daß

1. der intrapleurale Druck bei Ausdehnung des Perikards durch Flüssigkeit viel geringeres respiratorisches Schwanken als unter normalen Bedingungen zeigt,

2. bei durch Flüssigkeit ausgedehntem Perikard die respiratorischen Schwankungen des intraaurikulären Druckes geringer sind als in den zuführenden Venen,

ermöglichen folgende Erklärung für das Auftreten von *Pulsus paradoxus* bei perikardialem Exsudat:

Bei perikardialem Erguß schwankt die Intensität der Behinderung des Blutzuflusses zum Herzen mit der Atmung. Denn die intrathorakalen Druckschwankungen beeinflussen den intraperikardialen und intrakardialen Druck nicht in dem Maße wie den Druck in den Venen, wodurch das Gefälle und damit auch die Füllung der Herzkammern periodisch geringer wird. Infolgedessen sei es wahrscheinlich, daß der *Pulsus paradoxus* auch im Lungenkreislauf auftritt; im großen Kreislauf ist der

Pulsus paradoxus die Folge eines verringerten Schlagvolumens des linken Ventrikels.

Der Vollständigkeit halber möchten wir noch erwähnen, was in den gebräuchlichsten Lehr- und Handbüchern über den *Pulsus paradoxus* gesagt wird.

HUCHARD[134]) und SAHLI[135]) achten die diagnostische Bedeutung des *Pulsus paradoxus*, den sie für die Verstärkung eines physiologischen Phänomens halten, gering.

VAQUEZ[136]) hält den *Pulsus paradoxus* bei ruhiger Atmung für ein pathologisches Zeichen; es spreche besonders für Behinderung der Respiration; sein Auftreten sei vor allem durch Vagusreizung bedingt.

TENDELOO[137]) unterscheidet den *Pulsus paradoxus* nachdrücklich von der respiratorischen Arhythmie.

In STRÜMPELLS Lehrbuch der inneren Medizin[138]) wird der *Pulsus paradoxus* nur in Beziehung mit der Mediastino-Perikarditis erwähnt.

LEWIS[139]) hat den Namen „*Pulsus paradoxus*" in seinem Buch überhaupt nicht genannt.

MACKENZIE[140]) vertritt im wesentlichen auch die Auffassung, daß der *Pulsus paradoxus* kein einheitliches Phänomen darstellt. ROTHBERGER[141]) hat in seiner deutschen Übersetzung von MACKENZIES Buch diesem Kapitel weiter nichts hinzugefügt.

KREHL[142]) (in Nothnagels Handb., von Mehrings Lehrbuch der inn. Medizin und in seiner patholog. Physiologie), MATTHES[143]), BRUGSCH u. SCHITTENHELM[144]), ROMBERG[145]), PEL[146]), HOFFMANN[147]), GEIGEL[148]) u. a.

---

[134]) H. Huchard, Traité clinique des maladies du cœur et de l'aorte, 3e éd., tome III, 1er fasc. 1903, p. 160.

[135]) H. Sahli, Lehrb. d. klin. Untersuchungsmethoden, 6. Aufl., 1913, Bd. 1, S. 150 ff.

[136]) H. Vaquez, Nouv. traité d. méd. et d. thér. Brouardel, Gilbert, Thoinot, tome XXIII, Maladies du cœur, 1921.

[137]) N. Ph. Tendeloo, Allgemeine Pathologie, 1919, S. 715.

[138]) v. Strümpell, Lehrb. d. inn. Medizin, 1918.

[139]) Th. Lewis, The mechanism. and graphic registration of the heart beat. London 1920.

[140]) James Mackenzie, Diseases of the heart, 3rd Ed., London 1914.

[141]) C. J. Rothberger, Lehrb. d. Herzkrankh. von Sir James Mackenzie, 2. deutsche Ausg. Berlin 1923.

[142]) L. Krehl, Nothnagels Handb. d. spez. Path. u. Ther., Bd. 15, Die Erkrankungen des Herzmuskels und die nervösen Herzkrankheiten, 2. Aufl., 1913. — v. Mehrings Lehrb. d. inn. Med. Jena 1919. — Path. Physiol. 1912.

[143]) M. Matthes, Lehrb. d. Differentialdiagnose inn. Krankh. Berlin 1919.

[144]) Brugsch u. Schittenhelm, Lehrb. klin. Untersuchungsmeth., 4. Aufl., 1918.

[145]) E. Romberg, Krankheiten des Herzens und d. Blutgefäße, 3. Aufl., 1921.

[146]) P. K. Pel, Ziekten van Hart en Bloedvaten, 1920.

[147]) A. Hoffmann, Lehrb. d. funktion. Diagn. u. Ther. d. Erkrankungen des Herzens u. d. Gefäße, 2. Aufl., 1920.

[148]) R. Geigel, Lehrb. d. Herzkrankh., 1920.

haben im allgemeinen hinsichtlich des *Pulsus paradoxus* die WENCKEBACHsche Anschauung und Einteilung übernommen.

Nachstehend geben wir zur besseren Übersicht eine tabellarische Zusammenstellung der Kasuistik und der Theorien des *Pulsus paradoxus*.

Pulsus paradoxus wurde beschrieben bei:

1. Gesunden — 1. beim Müllerschen und Valsalvaschen Versuch (SCHREIBER, BARR u. a.),
   2. bei angestrengter Atmung (MAREY, LANDOIS, RIEGEL, SOMMERBRODT, DEAN, WATSON WILLIAMS, u. a.);
2. Rekonvaleszenten — (RIEGEL);
3. Sub finem vitae — (HAY; BINDA);
4. Blutverlust — 1. Darmblutung (RIEGEL),
   2. Aderlaß (HAY);
5. Verringerter Widerstandskraft des Herzens — (RIEGEL, PEL, HAY, BINDA u. a.),
   mit Cheyne-Stokes Atmen (JANOWSKI, WASSERMANN);
6. Stenosen der oberen Luftwege — (RIEGEL u. TUCZEK, BÄUMLER),
   1. Croup, Laryngitis (GERHARDT, FRITZ, RIEGEL, BROCKBANK, KATZ und GAUCHAT),
   2. Larynxstenosen (PETŘINA);
7. Lungenaffektionen — 1. Pneumonie (MAIXNER, JÜRGENSEN),
   2. Phthisis (FISCHL),
   3. Emphysem (BÄUMLER, RIEGEL, HAY);
8. Pleuritis exsudativa — (BAUER, HALPERN, KATZ und GAUCHAT);
9. Pleuritis adhaesiva — (SVOEICHOTOW);
10. Pleuritis exsudativa, kombiniert mit Pericarditis exsudativa — (TRAUBE, GEMELL);
11. Pericarditis exsudativa — (TRAUBE, STRICKER, BÄUMLER, MAIXNER, SMITH, FRÄNKEL, WEST, CALVERT, CHAVIGNY, WENCKEBACH, SEMERAU, KATZ und GAUCHAT);
12. Pericarditis adhaesiva — (WILLIAMS, GRAEFFNER, HALPERN, FORSTER, SEMERAU, WENCKEBACH, KATZ und GAUCHAT);
13. Schwieliger Mediastino-Perikarditis — (GRIESINGER, WIDEMANN, KUSSMAUL, KIPP, FOX, MATTHIEU, RIVALTA, HARRIS, EDENS u. FORSTER, NORMAN DALTON, WENCKEBACH, SEMERAU, DE VRIES REILINGH, KATZ u. GAUCHAT u. a.);
14. Aortenaneurysma — (FRANÇOIS FRANCK, LÖWIT);
15. Ductus arteriosus persistens — (FRANCOIS FRANCK);
16. Kompression der A. subclavia — (ROSENSTEIN, BAUER, SCHREIBER, HEWLETT, RIEBOLD, EDGECOMBE, FALCONER u. MC QUEEN, DE VRIES

REILINGH, SCHÜLLER, SEMERAU, WENCKEBACH, DANIELOPOLU u. DANULESCO u. a.).

Asymmetrischer Pulsus paradoxus wurde beschrieben von FRANÇOIS FRANCK, GERHARDT, HARRIS, HEWLETT und in vielen Fällen sub 16.

Pulsus exspiratione intermittens, resp. „*reversed Pulsus paradoxus*" von HAY und ORTNER bei Aortenaneurysmen.

Für die Erklärung des *Pulsus paradoxus* wurden herangezogen:

1. Mechanisch-anatomische Momente:
   a) intrathorakale (KUSSMAUL, TRAUBE u. a.),
   b) extrathorakale (CURSCHMANN u. a.).
2. Mechanisch-dynamische Momente:
   respiratorisch bedingte Schwankungen der Herzfüllung (BÄUMLER, FISCHL, LÖWIT, BARR, GROEDEL, KATZ u. GAUCHAT);
   Behinderung des Blutzuflusses aus den Venen in den Thorax (ROSENBACH, HOKE);
   respiratorische Differenzen zwischen Druck im Perikard und Herzvenen (CALVERT, GAUCHAT u. KATZ);
   respiratorische Schwankungen des Aortendruckes, resp. der Aortenweite (FRANCOIS FRANCK, REICHMANN);
   bessere oder schlechtere Entleerung der Arterien in die Kapillaren (SCHREIBER, BARR).
3. Nervös-reflektorische Momente (LÖWIT, GAISBÖCK, WATSON WILLIAMS),
   mit Berücksichtigung der respiratorischen Arrhythmie (MÜNZER, THOREL, BRUGSCH, VAQUEZ).
4. Konstitutionelle Momente (R. SCHMIDT, J. BAUER).

Die diagnostische Verwendung des *Pulsus paradoxus* lehnen überhaupt ab: SOMMERBRODT, LEWIS, SAHLI, REICHMANN, BRUGSCH u. v. a.

Daß die Frage des *Pulsus paradoxus* zu mannigfaltigen Kontroversen Veranlassung gegeben hat, glauben wir in den vorstehenden Ausführungen gezeigt zu haben. Die Beteiligung zahlreicher hervorragender Kliniker an dieser Diskussion ist ein Beweis dafür, daß es sich nicht um eine bloß akademische Fragestellung handelt, sondern vielmehr um die Bestimmung der praktischen Bedeutung eines auffallenden klinischen Symptoms.

Den in den nächsten Abschnitten folgenden Betrachtungen, die vor allem der praktischen Seite des Problems Rechnung tragen sollen, liegen die von WENCKEBACH in seinen Arbeiten vertretenen Anschauungen und die von ihm gegebene Einteilung des *Pulsus paradoxus* im wesentlichen zugrunde.

III. Die Typen des Pulsus paradoxus.

Wie im vorigen Abschnitt betont, hat WENCKEBACH durch eine genaue Analyse die für die verschiedenen Formen des *Pulsus paradoxus* charakteristischen Merkmale in den sphygmographischen Bildern erkannt und drei Grundtypen unterschieden. Er benannte sie den Bedingungen ihrer Genese entsprechend:

extrathorakaler,
dynamischer und
mechanischer Pulsus paradoxus.

Bevor wir im folgenden diese Typen einer eingehenden Besprechung unterziehen, erscheint es wünschenswert, eine das Wesentliche zusammenfassende und sich zugleich darauf beschränkende Definition des Begriffes „*Pulsus paradoxus*" zu geben.

Mit diesem Namen bezeichnet man das Kleinerwerden der Pulswelle während und ausschließlich infolge der Atmung. Es dürfen daher andere Ursachen dieser Erscheinung, vor allem Rhythmusstörungen, nicht vorhanden sein.

1. Der extrathorakale Typus.

Es kommt vor, daß bei gewissen Patienten bei der Palpation der *A. radialis* ein auffallendes Kleinerwerden, ja sogar Verschwinden des Pulses während der Einatmung beobachtet wird. Bei genauerer Untersuchung findet man keine Symptome eines Herzfehlers oder überhaupt einer Kreislaufstörung und auch Affektionen der Lungen oder des Mediastinums liegen nicht vor. Diese Erscheinung kann mehr oder weniger stark ausgeprägt sein, und wird dann am deutlichsten gefunden, wenn die Atmung eine überwiegend kostale ist.

Es handelt sich in diesen Fällen um eine Kompression der A. subclavia zwischen erster Rippe und Schlüsselbein bei der inspiratorischen Hebung des Brustkorbes infolge spezieller anatomischer Verhältnisse. Es ist leicht, sich von dieser Ursache des *Pulsus paradoxus* zu überzeugen; durch Hochheben des Oberarmes, bezw. der Schulter des Untersuchten verschwindet das Phänomen; drückt man die Schulter hinab, so wird es oft stärker.

Die Kenntnis, daß man willkürlich die A. subclavia komprimieren und den Radialpuls zum Verschwinden bringen kann, ist uralt. Herrn Dozent ELIAS verdanke ich die Mitteilung, daß dieses Phänomen schon vor mehreren Jahrhunderten den Jesuiten wohlbekannt war, die sich dieses Mittels zur Demonstration eines „Wunders", nämlich des stillstehenden Herzens bei Lebenden, bedienten. Indem sie bei entsprechender Schulterhaltung den Arm nach rückwärts hielten, brachten sie den Puls zum Verschwinden und erregten damit bei den Beobachtern, welche das für gleichbedeutend mit Herzstillstand hielten, ehrfurchtsvolles Staunen.

Auch beruht auf demselben Prinzip die in der „Chirurgie d'urgence" übliche Methode der provisorischen Blutstillung bei Verletzungen der Aa. subclavia, axillaris usw. (vgl. TANDLER[1]).

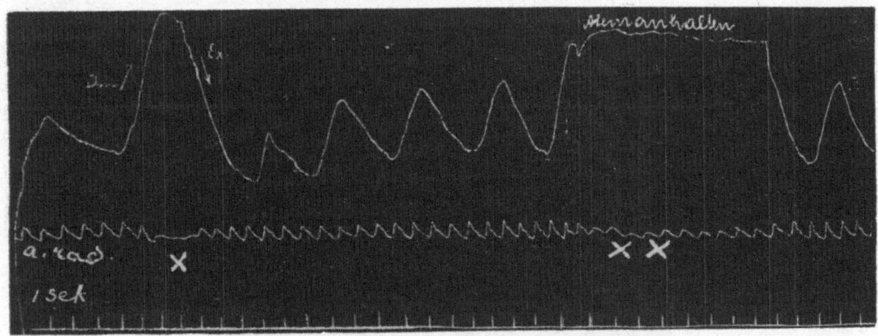

Abb. 1. Pulsus paradoxus extrathoracalis durch willkürliche Kompression der A. subclavia bei einem gesunden Menschen. Bei × war die Kompression vollkommen, bei ×× nicht.

Wie erwähnt wurde, pflegte schon JOHANNES MÜLLER das inspiratorische Aussetzen des Radialpulses durch Subklaviakompression an Gesunden in seinen Vorlesungen zu demonstrieren (s. S. 15).

Jeder normale Mensch kann mit einiger Übung eine respiratorische Kompression der A. subclavia mit Verschwinden des Radialpulses hervorrufen durch nach Unten- und Rückwärtsziehen der Schulter oder wie WENCKEBACH es angibt, dadurch, daß man auf einem Sessel sitzend, sich mit beiden Händen an den Sitz klammert und bei so fixiertem Schultergürtel tief einatmet. Es ist zur Erzeugung des Phänomens notwendig, daß die Atmung dabei kostal ist; mit Zwerchfellatmung läßt es sich nicht hervorrufen. Das Gegenstück zum willkürlichen Hervorrufen des Phänomens bildet das Verschwinden desselben nach Heben der Schulter bei Menschen, die aus irgend einem Grund diese Form des paradoxen Pulses aufweisen.

[1]) J. Tandler, Topograph. Anat. dringlicher Operationen, 1916, S. 11.

Die Erscheinung läßt sich graphisch sehr deutlich festhalten und in Abb. 1 ist eine derartige Kurve dargestellt, welche von einem Gesunden, der durch Hochheben des Brustkorbes mit Hilfe der Hals-

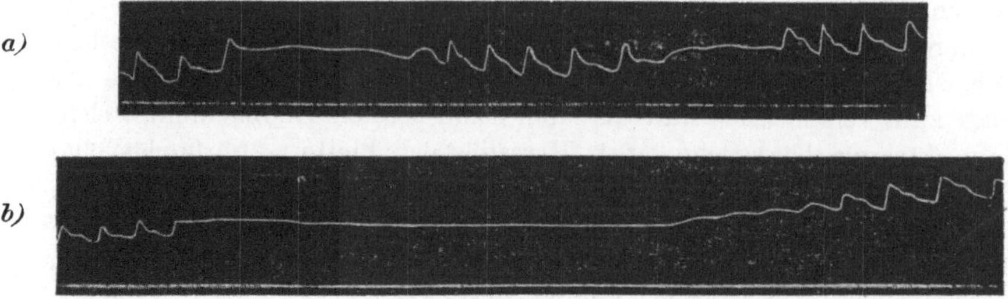

Abb. 2. Verschwinden des Radialpulses durch Kompression der A. subclavia im Inspirium: *a*) bei ruhiger Atmung, *b*) bei angehaltener Einatmungsstellung. (Nach Wenckebach.)

muskulatur und durch nach Unten- und Rückwärtsziehen der Schulter, die A. subclavia bei jeder Einatmung komprimierte, gewonnen wurde.

Diese Kurve ist deshalb lehrreich, weil sie den Einfluß dieser Kompression auf die Pulsform deutlich zeigt. Wenn jene nämlich so stark

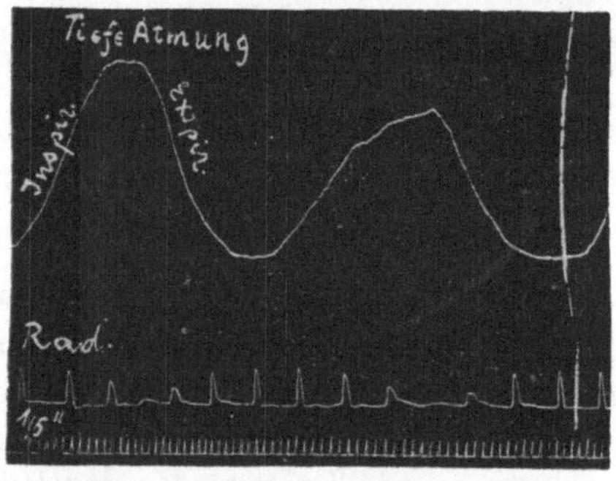

Abb. 3. *a*) Verschwinden des Radialpulses durch Kompression der A. subclavia bei tiefer Atmung.

ist, daß der Puls ganz verschwindet, dann ist der erste Puls, der im Anfang des Exspiriums wieder bemerkbar wird, verstümmelt, der folgende wieder beiläufig normal. Dasselbe Verhalten zeigen die Pulse im Inspirium, wenn die Kompression der Subklavia nicht vollständig war; sie sind niedriger als normal, zeigen nicht die normalen sekundären Wellen, sind abgerundet, wie verstümmelt. Bei einem derartigen Verhalten der Pulse soll die Subklaviakompression immer in Erwägung gezogen werden und vor allem dann, wenn sich außerdem die Dauer der Erscheinung durch Anhalten der Inspiration verlängern läßt. Letzteres zeigt die Kurve b) in Abb. 2, die bei einem Patienten WENCKEBACHS[2]) aufgenommen wurde, sehr deutlich.

Auch die Kurven **Abb. 3** stellen für dieses Verhalten ein Beispiel dar.

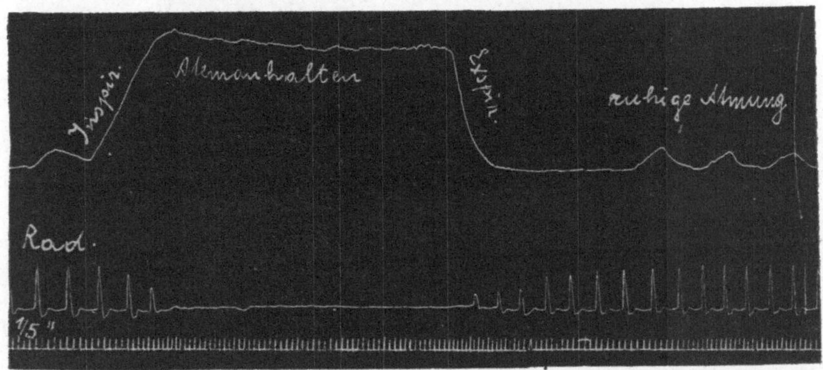

Abb. 3. *b*) Aussetzen des Radialpulses durch völlige Kompression der A. subclavia während der Dauer des Atemanhaltens in tiefer Inspirationsstellung.

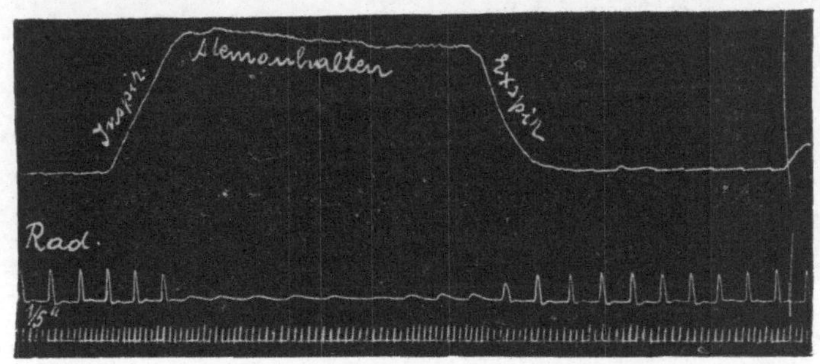

Abb. 3. *c*) Unvollkommene Kompression — Pulse angedeutet.

Während die meisten Menschen eine gewisse, für sie ungewöhnliche Haltung annehmen müssen, um das Phänomen hervorzurufen, gibt es Personen, bei welchen dieser *Pulsus paradoxus* bei der für sie gewöhnlichen Schulterhaltung schon vorhanden ist, wie z. B. in dem Falle WENCKEBACHS.

---

[2]) K. F. Wenckebach, Zeitschr. f. kl. Med., 1910, Bd. 71, S. 407. — Die unregelmäßige Herztätigkeit und ihre klinische Bedeutung, Leipzig 1914.

Eine derartige Beobachtung konnten auch wir an einer jungen Frau machen, die einen ganz außerordentlich hohen Grad von Trichterbrust

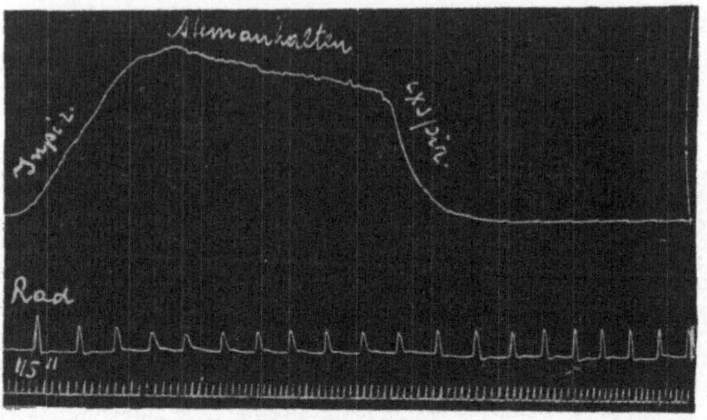

Abb. 3. *d*) **Geringe Kompression (leichtes Elevieren der Schulter) — Phänomen nur noch angedeutet.**

zeigte. Der Thorax war so flach, dadurch der Schultergürtel so tief stehend, daß schon ein nur etwas stärkeres Einatmen genügte, um die A. subclavia zu verschließen (Abb. 4).

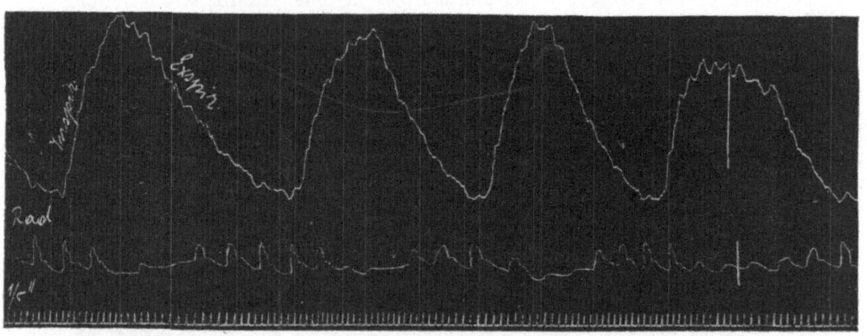

Abb. 4. Pulsus paradoxus extrathoracalis in einem Fall von hochgradiger Trichterbrust.

Einen bemerkenswerten auskultatorischen Befund konnten wir bei einem jugendlichen Patienten, der auf der linken Seite einen *extrathorakalen Pulsus paradoxus* zeigte, erheben. Während der Inspiration war mit dem Kleinerwerden, bezw. Verschwinden des Radialpulses links ein lautes, scharfes, systolisches Geräusch in der linken Fossa infraclavicularis zu hören. Bei Hochheben der linken Schulter verschwand gleichzeitig die Pulsanomalie und das Geräusch, das wohl zweifellos einer Stenosierung der A. subclavia seine Entstehung verdankte. Auf der rechten Seite war im Inspirium weder ein Geräusch über der Subclavia noch ein Kleinerwerden des Radialpulses nachweisbar.

Wie aus der Literaturübersicht hervorgeht, ist die Ursache dieses *Pulsus paradoxus* schon seit langer Zeit richtig erkannt worden und es sind viele derartige Fälle mitgeteilt, bei denen manchesmal die Erscheinung nur auf einer Seite bemerkbar war. Verschiedene anatomische Verhältnisse bilden die Entstehungsbedingungen für diese Pulsform. So beschrieb DE VRIES REILINGH[3]) einen Fall, bei dem die Kompression der A. subclavia durch ein Neurofibrom verursacht war und in dem Falle von DANIELOPOLU und DANULESCO[4]) war es ein durch Schußverletzung entstandenes Aneurysma arterio-venosum der A. subclavia, das dieses Symptom hervorrief. SEMERAU[5]) vermutet als Ursache dieser Anomalie eine geringere Ausbildung des Sulcus arteriae subclaviae der ersten Rippe.

Zusammenfassung: Der *Pulsus paradoxus* durch extrathorakale Ursachen bedingt, in der Literatur bisweilen als „*Pulsus pseudoparadoxus*" bezeichnet, läßt sich also daran erkennen, daß in der Pulskurve eine typische Deformation der Pulswellen während der Atmung anzutreffen ist; daß diese Erscheinung so lange dauert als die Inspirationsstellung beibehalten wird; des weiteren, daß sie durch entsprechende Veränderung der Schulterstellung sofort verschwinden kann.

Irgend eine diagnostische oder sonstige klinische Bedeutung hat dieses Symptom nicht. Jedoch ist es notwendig, dasselbe genau zu kennen, um Verwechslungen mit anderen Formen des *Pulsus paradoxus* vermeiden zu können.

2. Der dynamische Typus.

Ihren Namen verdankt diese Form des *Pulsus paradoxus* dem Umstande, daß sie durch die dynamischen Verhältnisse im Thorax während der Atmung entsteht. Zum richtigen Verständnis dieser Verhältnisse erscheint es wünschenswert, kurz die physiologischen Wechselbeziehungen zwischen Atmung und Kreislauf zu erörtern, soweit sie für unseren Gegenstand in Betracht kommen.

Die inspiratorische Erweiterung des Thorax infolge Kontraktion der Einatmungsmuskulatur führt zunächst zu einer Verstärkung des negativen Druckes im Pleuraraum. Dieser Druck macht sich auf den Thoraxinhalt geltend, und zwar entsprechend den verschiedenen Bestand-

---

[3]) D. de Vries Reilingh, Zeitschr. f. kl. Med. 1915, Bd. 81.
[4]) D. Danielopolu et V. Danulesco, Arch. des malad. du cœur 1917, p. 13.
[5]) M. Semerau, Deutsch. Arch. f. kl. Med. 1914, Bd. 115, S. 108.

teilen desselben in verschiedenem Ausmaße. Da die knöcherne Brustwand und das kontrahierte Zwerchfell diesem negativen Drucke nicht nachgeben, kann er ausschließlich die Interkostalräume und die Brustorgane beeinflussen, welch letztere je nach ihrer Nachgiebigkeit erweitert werden. In erster Linie kommen hiefür die Lungen in Betracht, die so weit ausgedehnt werden, bis ein Gleichgewicht zwischen ihrer Elastizität und der Zugkraft der Einatmungsmuskulatur, bezw. des negativen Druckes entstanden ist. In diesem Zustande füllen sie das Vakuum, das sonst entstehen müßte, zum größten Teile aus. Der negative Druck bleibt aber während der Inspirationsstellung der Lungen verstärkt und macht sich auf das Herz, die intrathorakalen Gefäße und ihren Inhalt im Sinne einer Erweiterung, bezw. Ansaugung geltend.

Es ist leicht verständlich, daß dieser Einfluß des negativen Druckes auf Herz und Gefäße stärker werden muß, wenn die Lungen sich aus irgend einem Grund nicht genügend oder nicht rasch genug ausdehnen lassen. Es ist dies schon beim gesunden Menschen der Fall, wenn sehr rasch und tief eingeatmet wird, weil der Luftzutritt in die Lungen gegenüber der plötzlichen Erweiterung des Thorax dabei relativ verzögert ist.

Pathologische Zustände, welche dieser Behinderung der Lungenausdehnung entsprechen, findet man bei:

1. unfreiwillig beschleunigter und vertiefter Atmung, bezw. Inspiration (Azidosis, Dyspnoe, Sub finem vitae, Asthma bronchiale, Cheyne-Stokes);
2. Stenosen der oberen Luftwege (Krupp, Laryngitis, Trachealkompression usw.);
3. Prozessen, welche die normale Ausdehnung der Lungen beeinträchtigen (Pneumonie, Tbc., Emphysema pulmonum);
4. raumbeschränkenden Prozessen im Thorax (pleuritische Exsudate, Tumoren, hochgradige Herzvergrößerung, große perikarditische Exsudate).

Gauchat und Katz[6]) haben diese klinischen Zustände, bei welchen das Vorkommen des paradoxen Pulses schon lange bekannt war, bei ihren Versuchstieren nachgeahmt und einem genauen Studium unterzogen. Sie konnten dabei bestätigen, daß bei einem bestimmten Grade der intrapleuralen Druckschwankungen ein *Pulsus paradoxus* auftritt. Da sie aber in dieser oben schon erwähnten Arbeit auf die verschiedenen Formen des *Pulsus paradoxus* keine Rücksicht genommen haben, sind ihre Ergebnisse für eine Erklärung der einzelnen Arten des paradoxen Pulses nicht verwendbar.

Die bisher erwähnten Verhältnisse lassen es verständlich erscheinen,

---

[6]) H. W. Gauchat and L. N. Katz, Arch. of intern. med., March 1924, vol. 33, p. 393.

daß sich in entsprechenden Fällen die intrapleuralen Druckschwankungen stärker am Herz- und Gefäßapparat auswirken als normalerweise.

Aber auch bei physiologischem Verhalten der Lungen und der Pleura können schon die normalen intrapleuralen Druckschwankungen dieselbe Wirkung hervorrufen, wenn das Herz und die Aorta weniger widerstandsfähig sind. Einen geringeren Widerstand derselben, bezw. größere Empfindlichkeit für die sonst normalen intrapleuralen Druckschwankungen wird man überall da erwarten können, wo die Herzkraft gelitten hat, die Herz- und Gefäßwände weniger kräftig sind und wo sie infolge beträchtlicher Senkung des Blutdruckes nachgiebiger wurden. Diese Zustände findet man bei:

1. Herzatonie, Herzmuskeldegeneration, geringer Füllung des Herzens usw. — also bei Herzschwäche, Dilatation, starker Anämie;

2. niedrigem Blutdruck, schlechter Füllung und anatomischen Veränderungen der Aorta thoracalis wie bei Anämie, M. Addison, Hypotonie (R. SCHMIDT), Fieber, Aortitis usw.;

3. exsudativer Perikarditis.

Wir haben bis jetzt nur die Einatmung betrachtet; bei der Ausatmung nun sind die Verhältnisse genau entgegengesetzt. Mit der Verkleinerung des Thorax nimmt der Druck im Pleuraraum zu. Die Thoraxorgane nehmen dadurch an Größe ab; in erster Linie wird das Lungenvolumen verkleinert; dabei entledigen sich die Lungen der bei der Einatmung angesaugten Luft und des dabei vermehrt aufgenommenen Blutes. Aber auch das Herz und die intrathorakalen Gefäße zeigen bis zu einem gewissen Maße eine Beeinflussung durch die exspiratorische Veränderung des intrathorakalen Druckes. Die Schwankungen der Herzgröße während der Atmung sollen röntgenoskopisch nicht selten nachzuweisen sein (vgl. HOLZKNECHT und HOFBAUER[7]). Es sei hier aber erwähnt, daß die Meinungen der Röntgenologen hinsichtlich der inspiratorischen Vergrößerung des Herzschattens sehr divergieren. So ist z. B. MORITZ[8]) geneigt, eher eine inspiratorische Verkleinerung des Herzens anzunehmen.

Es besteht also während des Inspiriums die Tendenz, Luft und Blut in den Thorax einzusaugen und zurückzuhalten. Im Exspirium dagegen wird der Thorax entleert und Luft und Blut hinausgedrängt, so daß man sagen kann, die Einatmung begünstigt die Herzfüllung (Diastole), die Ausatmung die Entleerung des Herzens (Systole) und der intrathorakalen Gefäße.

Welche Folgen können nun diese Vorgänge auf den uns hier hauptsächlich interessierenden Puls haben?

---

[7]) G. Holzknecht u. L. Hofbauer, Mitteil. a. d. Lab. f. rad. Diagn. u. Ther. im Allg. Krankenh. in Wien 1907, 2. Heft.

[8]) Moritz, Deutsch. Arch. f. kl. Med., Bd. 81.

Im extrathorakalen Kreislauf darf man in der Einatmung eine stärkere Entleerung der Venen und eine geringere Füllung der Arterien erwarten, in der Ausatmung das entgegengesetzte Verhalten. Das Blut, welches bei der Inspiration dem peripheren arteriellen System vorenthalten wurde, wird bei der Exspiration als Draufgabe hinzukommen. In der Atempause ist der Kreislauf nicht durch die Atmung beeinflußt, weder im Sinne einer Verminderung noch einer Verstärkung des Schlagvolums; die Arterienfüllung wird infolgedessen eine mittlere sein.

Tatsächlich trifft man bei den entsprechenden Fällen dieses Verhalten an. Die geringere Füllung des arteriellen Systems äußert sich in einem Sinken des Blutdruckes (geringere mittlere Füllung der Arterie, Sinken der Grundlinie der arteriellen Pulskurven), was von LEWIS besonders hervorgehoben wurde, und in einem Kleinerwerden der einzelnen Pulswellen *(Pulsus paradoxus)*. Die raschere Entleerung der Venen läßt sich an dem inspiratorischen Kollaps der Halsvenen erkennen (SCHREIBER).

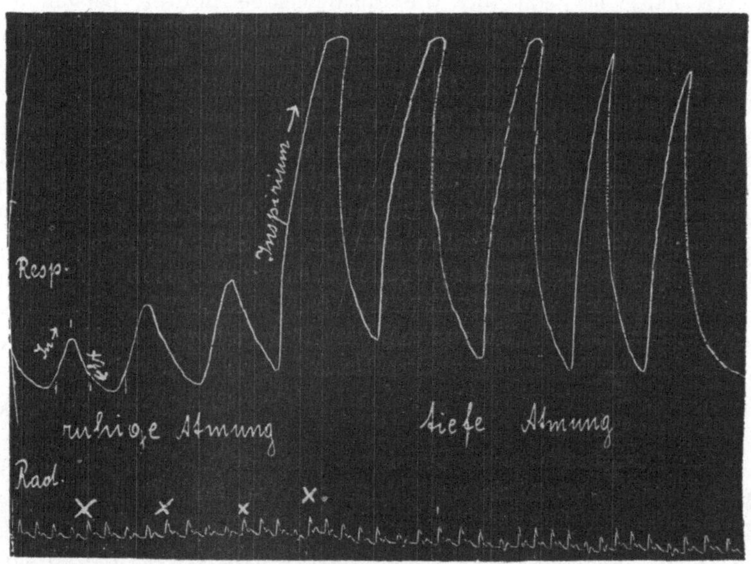

Abb. 5. Pulsus paradoxus dynamicus bei einem Fall von luetischer Aortitis, bei ruhiger und tiefer Atmung. Der größte Puls fällt in den Beginn der Exspiration (x)

Im Kurvenbild läßt sich nun die dynamische Ursache des paradoxen Pulses durch folgendes Verhalten nachweisen:

Die Pulswelle ist während der Inspiration am kleinsten, während der Exspiration am größten, in der Atempause von mittlerer Größe.

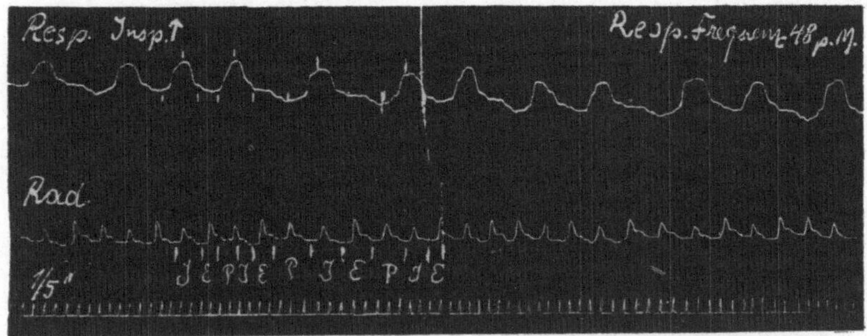

Abb. 6. Pulsus paradoxus dynamicus bei einem Fall von dekompensiertem Mitralfehler; sehr frequente und oberflächliche Atmung.

WENCKEBACH hat als erster auf dieses Verhalten des Pulses hingewiesen und machte seine Beobachtungen an zwei Patienten mit paradoxem Puls, von welchen der eine an exsudativer Perikarditis, der andere an adhäsiver Mediastino-Perikarditis erkrankt war.

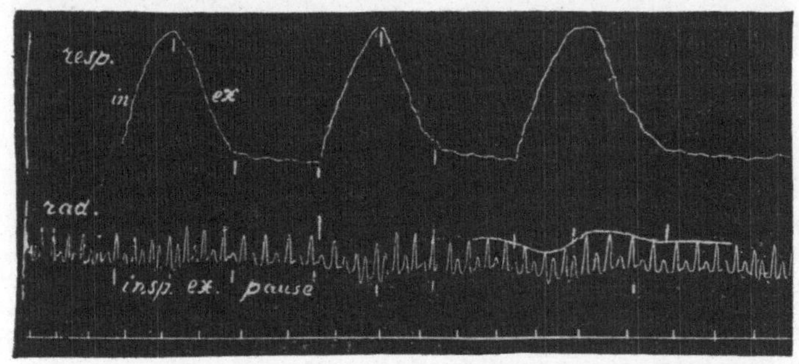

Abb. 7. Pulsus paradoxus dynamicus bei exsudativer Perikarditis. *a)* bei ruhiger Atmung.

Ein genaues Studium der bei diesen Patienten gewonnenen Kurven, in welchen die typische Struktur dieser verschiedenen Abarten des *Pulsus paradoxus* auffallend ausgeprägt war, hat WENCKEBACH auf den Unterschied dieser Formen und deren Genese aufmerksam gemacht und ihm den Schlüssel zur Lösung dieses Problems gegeben.

In seinem Falle von Pericarditis exsudativa, der ausführlich publiziert wurde[9]), war das Bestehen von Verwachsungen des Herzens vollständig ausgeschlossen. Der Patient zeigte auch in den ersten Zeiten seines Leidens bei ruhiger Atmung einen deutlichen *Pulsus paradoxus*, welcher bei forcierter Atmung viel stärker ausgesprochen war. Abb. 7 gibt diese Kurven bei ruhiger und vertiefter Atmung wieder; das Kleinerwerden des Pulses bei der Einatmung, die mittlere Größe derselben während der Atempause und das Sinken der Grundlinie im Inspirium sind hier deutlich ausgeprägt.

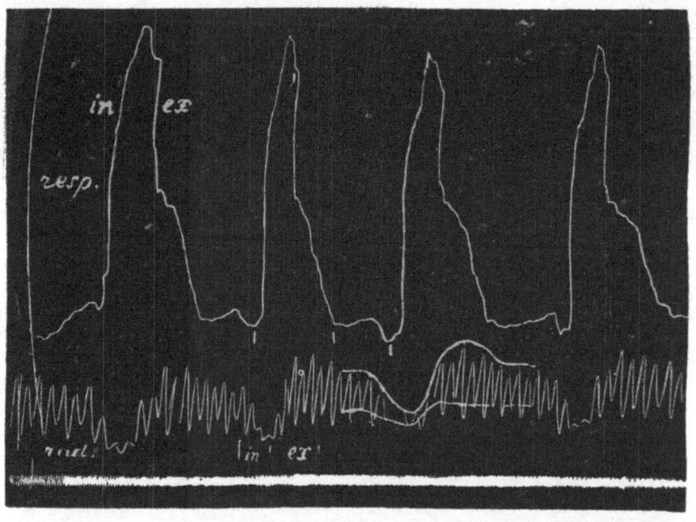

Abb. 7. *b)* bei forcierter Atmung. (Nach Wenckebach.)

Die komplizierten Bedingungen für das Entstehen eines *dynamischen Pulsus paradoxus* bei exsudativer Perikarditis erfordern eine kurze Erörterung. Bei Perikarditis exsudativa kommt nicht nur das Moment der Raumbeschränkung innerhalb des Thorax in Betracht, sondern es spielt auch die schlechte Herzfüllung infolge der Behinderung der Diastole eine wesentliche Rolle. KATZ und GAUCHAT wiesen auf die Abnahme des Gefälles zwischen den zuführenden Venen und dem Herzen beim Inspirium hin und erblickten darin den Grund für das inspiratorische Kleinerwerden des Pulses bei exsudativer Perikarditis (vgl. S. 30). Bei der Exspiration müßte sinngemäß der umgekehrte Vorgang stattfinden. Es ergibt sich nun die Frage, warum meistens ein *dynamischer Pulsus paradoxus* bei exsudativer Perikarditis angetroffen wird. Dafür kommen verschiedene Faktoren in Betracht, welche, wie

[9]) K. F. Wenckebach, Zeitschr. f. kl. Med. 1910, Bd. 71, S. 402.

oben ausgeführt, die Bedingungen für die Entstehung dieser Pulsform bilden, und zwar die schlechte Herzfüllung, der niedrige Blutdruck, die hohe Schlagfrequenz, die beschleunigte Atmung. Es sei aber bemerkt, daß die komplizierten Verhältnisse bei exsudativer Perikarditis auch andere Möglichkeiten ergeben können. So wird bei geringem Erguß und kräftigem Herzen ein *Pulsus paradoxus* vermißt werden (vgl. Fall 3, S. 67). Gelegentlich kann ein *mechanischer Pulsus paradoxus* beobachtet werden, was bei sehr großen Exsudaten am ehesten zu erwarten wäre. In diesem Falle kämen die relativ geringen intrathorakalen Druckschwankungen kaum in Betracht, während die mechanische Behinderung der Herztätigkeit durch die Bewegungen des Zwerchfelles erheblich ins Gewicht fallen könnte. Welche Form des *Pulsus paradoxus* resultiert, wird im Einzelfalle vom Überwiegen der maßgebenden Faktoren ab-

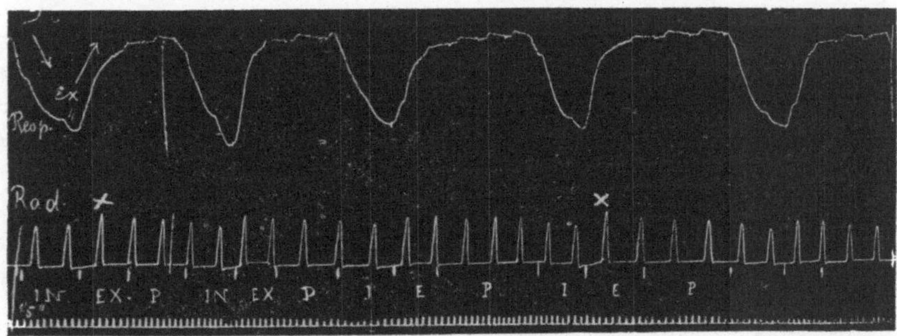

Abb. 8. Pulsus paradoxus dynamicus bei einem Patienten mit kombiniertem Vitium cordis.

hängen. Im allgemeinen kann man sagen, daß bei Pericarditis exsudativa meistens die Bedingungen für einen Pulsus paradoxus dynamicus vorliegen und tatsächlich sprechen auch die klinischen Beobachtungen ebenso wie die experimentellen Befunde (vgl. die Kurve S. 16 in der oben angeführten Arbeit von Katz und Gauchat) in diesem Sinne.

Noch ein Umstand erscheint uns Berücksichtigung zu verdienen. Man sieht in den Kurven des dynamischen Typus öfters, daß der erste Puls in der Exspiration der größte ist. Dieses dürfte vielleicht damit zusammenhängen, daß es, wie Katz und Gauchat betonen, für die Größe der entsprechenden Pulse nicht gleichgültig sein kann, in welcher Pulsphase die Exspiration einsetzt. Sie stellten fest, daß das Einsetzen der Ausatmung im Beginn der Diastole sehr hohe, im späteren Verlaufe der Diastole oder im Anfang der Systole niedrigere Wellen zur Folge hat (vgl. die mit × bezeichneten Pulse in Abb. 8).

Wir haben also oben ausgeführt, daß, wenn die Atmung normaliter einen Einfluß auf den arteriellen Kreislauf zeigte, dieser in einer geringeren Füllung, bezw. einem Kleinerwerden der einzelnen Pulswellen im Inspirium zum Ausdruck kommen sollte. Diese Voraussetzung führte viele Autoren zur Ablehnung der Bezeichnung „paradoxus".

Daß aber bei Gesunden in normalen Verhältnissen dieser Einfluß speziell auf den arteriellen Kreislauf nicht nachweisbar ist, erscheint deshalb begreiflich, weil die Wände des linken Ventrikels die stärksten des ganzen Herzens und deshalb geeignet sind, dem negativen Druck den meisten Widerstand entgegenzusetzen, ähnlich wie die kräftige und unter hohem Druck stehende Aortenwand. Dagegen macht sich die Ansaugungskraft des Thorax auf den venösen Kreislauf durch den inspiratorischen Venenkollaps am Halse bemerkbar, welcher eine physiologische Erscheinung darstellt.

Im übrigen ist zu bedenken, daß die einzelnen für die Größe des Pulses maßgebenden Faktoren sich im In- und Exspirium in ihrem Verhältnis zueinander annähernd so ändern, daß das Resultat ihres Zusammenwirkens (in unserem Falle die Pulswelle) eine fast konstante Größe beibehält. Es ist das verständlich, wenn man bedenkt, daß die inspiratorisch bessere Herzfüllung mit einer Beeinträchtigung der Propulsionskraft zusammenfällt, während im Exspirium für die erleichterte Austreibung durch die geringere Blutzufuhr zum Thorax ein relativ kleineres Schlagvolumen zur Verfügung steht.

Wir haben dementsprechend auch tatsächlich einen eigentlichen *Pulsus paradoxus* beim Gesunden und bei nicht willkürlich geänderter Atmung nicht einwandfrei nachweisen können. Dort, wo in der Literatur das Vorkommen eines paradoxen Pulses bei gesunden Menschen angegeben wird, handelt es sich unserer Meinung nach um die Größenschwankungen des Pulses bei der respiratorischen Arhythmie. Diese scheint überhaupt sehr häufig Anlaß zu Verwechslungen mit dem *Pulsus paradoxus* gegeben zu haben; im folgenden Abschnitt (S. 57) wird diese Frage ausführlicher behandelt werden. Es sei aber schon hier hervorgehoben, daß das Auftreten eines *Pulsus paradoxus,* und zwar auch eines *dynamischen,* durchaus nicht physiologisch ist und daß, wie oben ausgeführt, bestimmte Bedingungen dafür vorhanden sein müssen.

Da dieser Typus des *Pulsus paradoxus* wohl am weitaus häufigsten angetroffen wird, und zwar, wie erwähnt nicht nur bei vielen krankhaften Zuständen, sondern auch bei normalen Menschen beschrieben wurde, haben sich viele Autoren überhaupt gegen die Auffassung des *Pulsus paradoxus* als eines pathologischen Zeichens gewendet. Manche Erklärungen, welche für dieses Phänomen ausgedacht worden sind, beziehen sich nur auf diese Form.

Zusammenfassung: Der Pulsus paradoxus dynamicus läßt sich klinisch von den anderen Formen des paradoxen Pulses durch folgende Merkmale unterscheiden:

1. Läßt sich hier stets ein deutlicher inspiratorischer Kollaps der Halsvenen beobachten.

2. Läßt sich der dynamische Charakter dieser Pulsform im Sphygmogramm nachweisen, und zwar nehmen die Pulswellen während der Inspiration an Größe ab; sie sind am kleinsten am Ende der Inspiration und am größten während der Exspiration; in der Atempause ist ihre Größe eine mittlere.

3. Bei verstärkter und beschleunigter Atmung wird die Inäqualität der Pulse deutlicher ausgebildet.

Er kommt unter den oben angeführten pathologischen Bedingungen vor. Eine diagnostische Bedeutung kommt ihm insoweit zu, als bei gewissen pathologischen Zuständen sein Vorhandensein auf die oben geschilderten Verhältnisse die Aufmerksamkeit lenken kann; ferner ist seine Kenntnis wichtig, um ihn a priori von dem *mechanischen Pulsus paradoxus* unterscheiden zu können.

3. Der mechanische Typus.

Diese Unterart des *Pulsus paradoxus* ist die klinisch und diagnostisch wichtigste, weil ihr jene Pulsform angehört, welche KUSSMAUL bei der schwieligen Mediastino-Perikarditis beschrieben hat und welche auch in zahllosen späteren Beobachtungen von Verwachsung des Herzens vorgefunden wurde. Mechanisch ist er weniger wegen der von KUSSMAUL für sein Zustandekommen angeschuldigten Strangbildung zu nennen, als wegen der sonstigen pathologisch-anatomischen Veränderungen, welche die Mechanik der Herztätigkeit beeinträchtigen.

Übereinstimmend mit der klassischen Schilderung von A. KEITH[10]) hat WENCKEBACH die Einwirkungen der respiratorischen Vorgänge auf die Aktion des mit der Umgebung verwachsenen Herzens folgendermaßen klargelegt:

Unter normalen Verhältnissen begünstigt die elastische Spannung der Lungen die Ausdehnung des Herzens in der Diastole; das Herz füllt sich unter Mithilfe des negativen Thoraxdruckes. Es wird also im Inspirium die diastolische Erweiterung ausgiebiger sein als im Exspirium. Für die unbehinderte Herztätigkeit ist es notwendig, daß alle Teile des Herzens sich frei im Perikard bewegen können. Adhäsionen des Herzens mit dem parietalen Perikard müssen deshalb als eine Erschwerung der Propulsion des Blutes durch das Herz und aus dem

---

[10]) A. Keith, The Lancet 1904, vol. I, 1, p. 555.

Herzen angesehen werden. Dieses Hindernis kann, wie allgemein angenommen, durch einen gesunden Herzmuskel überwunden werden.

Ist aber die Verdickung des mit dem Herzen verwachsenen Perikards eine sehr beträchtliche oder treten gar noch schwartige Verwachsungen desselben mit der Umgebung auf, wie es z. B. bei der schwieligen Mediastino-Perikarditis der Fall ist, dann ergibt sich eine sehr erhebliche Behinderung der Pumparbeit des Herzens, vor allem auch deshalb, weil die diastolische Erweiterung beeinträchtigt wird. Eingebettet in dem verdickten Perikard, durch die umgebenden Schwartenmassen mit dem Zwerchfell, mit der Wirbelsäule und mit der vorderen Brustwand verlötet, befindet sich das Herz, wie BRAUER es anschaulich nennt, in einer „Umklammerung". Bei jeder Kontraktion muß das Herz den großen Widerstand dieser Verlötung überwinden, was natürlich eine enorme Mehrbelastung und Hemmung seiner Tätigkeit bedeutet.

Dieser Widerstand und diese Behinderung werden noch gesteigert durch die Inspiration. Die Einatmungsmuskulatur versucht den Brustkorb zu heben und dabei das mit ihm verwachsene Herz mit in die Höhe zu ziehen; andererseits übt das sich kontrahierende Zwerchfell einen Zug nach unten aus. Es ist verständlich, daß diese verschieden gerichteten Zugkräfte das Herz in seiner Arbeit noch mehr beeinträchtigen. Das verankerte und verlötete Herz gerät also in der Inspiration in eine noch weit üblere Lage als sie vorher schon bestand. Das Ausmaß dieser Behinderung und ihrer Folgen für den Kreislauf ist natürlich verschieden groß, je nach der Ausdehnung und der Schwere des pathologischen Prozesses.

Wo fallweise eine durch Strangbildung bedingte Abknickung und Zerrung der großen Gefäße, z. B. eine Verengerung der Vena cava superior nicht auszuschließen ist, speziell da, wo *Pulsus paradoxus* mit Anschwellen der Halsvenen im Inspirium bloß auf einer Seite vorkommt, wird dieses Verhalten wohl als eine Besonderheit zu betrachten sein und kann jedenfalls nicht als eine allgemein gültige Erklärung für den mechanischen Typus des *Pulsus paradoxus* überhaupt herangezogen werden. Die seltenen Beobachtungen dieser Verhältnisse aus der Literatur sprechen in diesem Sinne.

Wie kommt dieser Zustand nun im Pulsbilde zum Ausdruck?

Die Lage des Herzens wird, wie erwähnt, während der Einatmung zunehmend schlechter. Die Behinderung der Herzarbeit wird daher während dieser Atemphase mit Fortschreiten derselben auch größer, infolgedessen wird immer weniger Blut verarbeitet; eine Anstauung in den Venen und ein kleineres Schlagvolumen werden die Folgen für den Kreislauf sein.

Die Erschwerung des Abflusses aus den Venen sieht man z. B. an dem Verhalten der Halsvenen. Der Arterienpuls wird kleiner und dieses Kleinerwerden ist nicht nur die Folge der verminderten Herzfüllung, sondern auch bedingt durch die Erschwerung der Kontraktion selbst.

Während der Ausatmung hingegen bilden diese ungünstigen Verhältnisse sich allmählich zurück; als Ausdruck des größerwerdenden

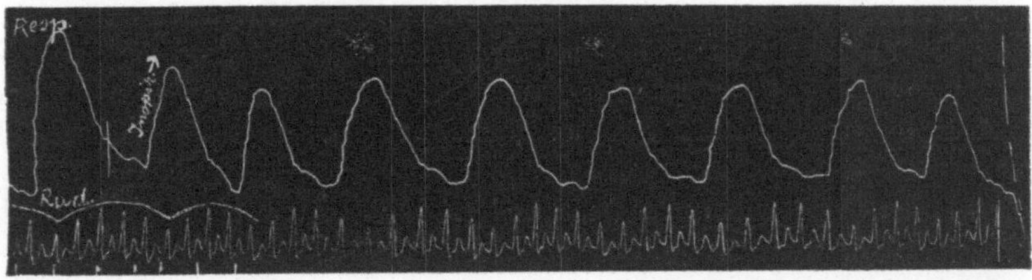

Abb. 9. Pulsus paradoxus mechanicus bei einem Fall von Pericarditis adhæsiva.

Schlagvolumens wird auch der Puls größer, um sein Maximum in der Atempause zu erreichen. In dieser Phase ist die Lage des Herzens verhältnismäßig am günstigsten und dieses arbeitet nun — unter den gegebenen pathologischen Bedingungen — optimal.

Wir werden bei diesem *Pulsus paradoxus* also erwarten können, daß die Verkleinerung der Pulswellen während der Einatmung

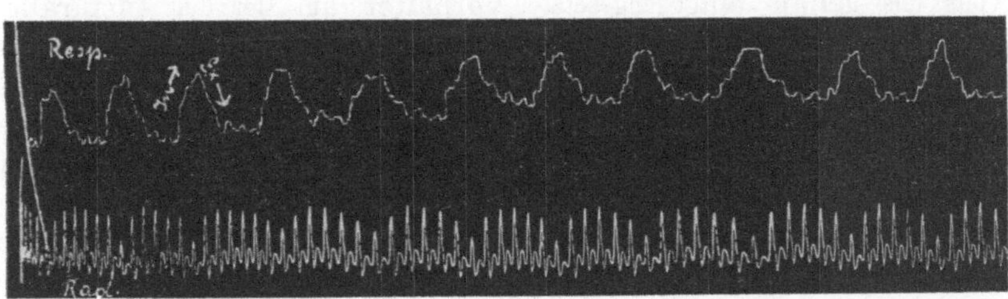

Abb. 10. Pulsus paradoxus mechanicus bei einem Fall von Pericarditis adhæsiva.

zunimmt, während der Ausatmung abnimmt und daß in der Atempause die Pulswelle am größten ist. (Abb. 9.)

Tatsächlich entspricht das sphygmographische Bild genau der geschilderten Behinderung der Herztätigkeit, wie es aus den hier abgebildeten Puls-Atemkurven von WENCKEBACH, gewonnen bei sicheren Fällen von adhäsiver Perikarditis, ersichtlich ist. Besonders deutlich zeigt dies die Kurve in Abb. 10, welche einen Holländer an die

Form der 14 Bogen langen Eisenbahnbrücke über den Moerdijk erinnern wird. Außerdem ist noch bemerkenswert, daß in der Pulskurve die Grundlinie im Inspirium etwas sinkt und im Exspirium wieder ansteigt.

Zeigt schon die Übereinstimmung zwischen unserer theoretischen Voraussetzung und dem tatsächlichen Verhalten des Pulsbildes, daß unsere Überlegungen berechtigt sind, so erhellt dies auch noch aus einer Reihe anderer Symptome der Mediastino-Perikarditis, welche zwar mit dem *Pulsus paradoxus* nicht direkt zusammenhängen, deren Entstehungsmechanismus aber an dieselben Bedingungen geknüpft ist, nämlich

a) das inspiratorische Anschwellen der Halsvenen,

b) das Tieferwerden des negativen Kardiogramms während der Atmung und

c) die starke Beeinträchtigung der Atembewegungen der unteren Thoraxpartien. Letztere wurde von KEITH besonders hervorgehoben in der Reihe der „obscure symptoms" der Mediastino-Perikarditis.

a) Das Anschwellen der Halsvenen während der Einatmung ist ein Symptom, das diese inspiratorische Behinderung der Herztätigkeit außerordentlich überzeugend demonstriert. Während nämlich bei der dynamischen Form, wie wir gesehen haben, die starke inspiratorische Entleerung der Halsvenen das stärkere Einströmen des Blutes zum Herzen deutlich zeigt, treffen wir bei dem mechanischen Typus das genau entgegengesetzte Verhalten an. Bei der Inspiration wird der Abfluß des Blutes aus den Venen aus den oben ausgeführten Gründen gehemmt, was sich mitunter durch ein deutliches Anschwellen der Halsvenen, in der Regel aber durch ein Fehlen des physiologischen inspiratorischen Venenkollapses bemerkbar macht. Diese Erscheinung spricht dafür, daß während des Inspiriums sich Blut vor dem Herzen anstaut. Diese Anstauung kommt einesteils dadurch zustande, daß infolge der Erschwerung der Kontraktion Restblut im Ventrikel zurückbleibt und deshalb die Ansaugung in der folgenden Diastole vermindert ist. Andererseits ist die Diastole an sich während des Inspiriums mangelhaft, und gerade die Beeinträchtigung der Ausdehnung des Herzens während der Diastole ist die wichtigste Störung der Herztätigkeit bei der adhäsiven und exsudativen Perikarditis. Endlich ist durch die Verringerung der Atemexkursionen die Ansaugungskraft des Thorax herabgesetzt, so daß alle drei Momente gleichsinnig den Abfluß des Blutes aus den Halsvenen beeinträchtigen.

Eine Abknickung der Venenstämme, speziell der Vena cava superior während der Inspiration durch Stränge usw., kann gelegentlich vorkommen und ebenso wie die drei früher erwähnten Momente zur

Wirkung gelangen, ist aber für die Entstehung des Symptoms nicht unbedingt notwendig.

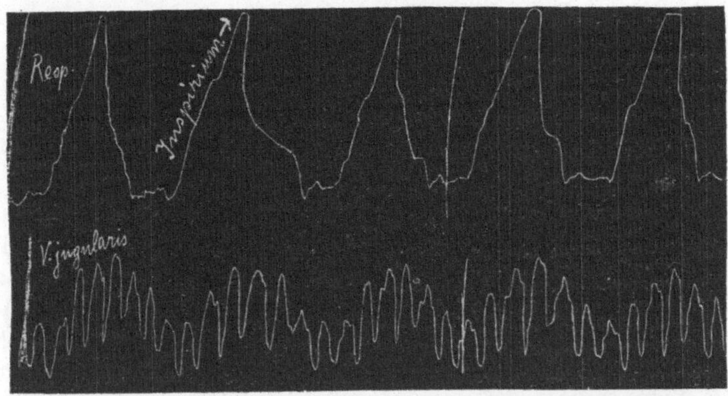

Abb. 11. Inspiratorisches Anschwellen der Halsvenen.

Aus Abb. 11 ist das Verhalten der Venen in einem derartigen Fall ersichtlich.

b) In Fällen, in denen das Herz an die Brustwand angewachsen ist, kann die Systole eine Einziehung derselben in der Regio cordis zur

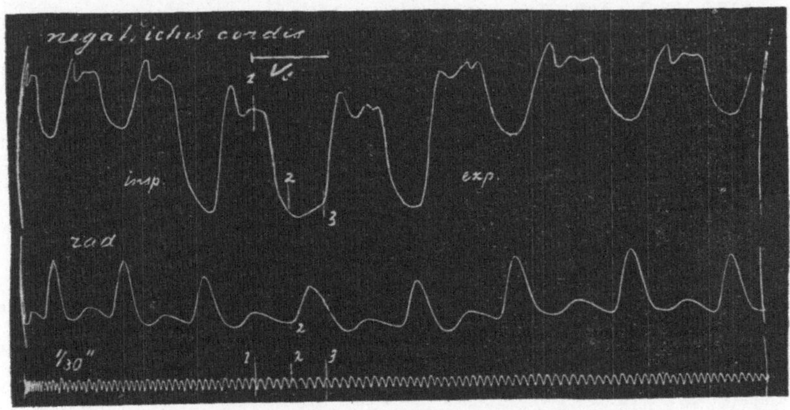

Abb. 12. Kardiogramm und Radialpuls bei einem Fall von Mediastino-Perikarditis. (Nach Wenckebach.)

Folge haben, im Inspirium wird dieser negative Ictus deshalb deutlicher ausgeprägt, weil dann Thoraxwand und Diaphragma in entgegengesetzter Richtung am verankerten Herzen ziehen und das Herz sich von der

Brustwand zu entfernen versucht. Die Kurven dieses Herzspitzenstoßes werden deshalb in geeigneten Fällen im Inspirium ein stärker negativ werdendes Kardiogramm mit tieferer Depression der absteigenden Schenkel zeigen. Bezeichnend ist auch, daß das Ausgangsniveau des Kardiogramms eine Art Sinuslinie bildet, wobei der absteigende Teil dieser Linie dem Inspirium, der aufsteigende dem Exspirium entspricht, als Beweis dafür, daß der Zug am Herzen, der durch das Zwerchfell bewirkt wird, die mit dem Herzen verwachsene Brustwand einzieht.

Bei gleichzeitiger Registrierung von Spitzenstoß und Radialpuls sieht man also, daß im Inspirium die Pulswellen an Höhe abnehmen, während die negativen Kardiogramme größer und tiefer werden. (Abb. 12.)

c) Schließlich kann gleichzeitig eine Störung des Atemmechanismus bestehen, deren Besprechung die vorhin entwickelten Vorstellungen unterstützen wird. Im Inspirium kann das sich kontrahierende Diaphragma, das durch die Verwachsungen mit dem Herzen und indirekt mit der Brustwand in seiner Bewegung stark gehemmt wird, nicht nach unten rücken. Als Folge davon wird seine Kontraktion die untere Thoraxhälfte einziehen. Dabei kommt noch der Umstand in Betracht, daß infolge der Verwachsungen im vorderen und hinteren Mediastinum eine Ausdehnung der unteren Thoraxpartien im sagittalen Durchmesser unmöglich ist, ja daß dieser infolge des Zuges des Zwerchfells nach unten gelegentlich sogar noch verkleinert wird.

Man sieht also in diesen Fällen, daß der Bauch im Inspirium kaum vorgewölbt und daß der untere Teil des Sternums nicht gehoben,

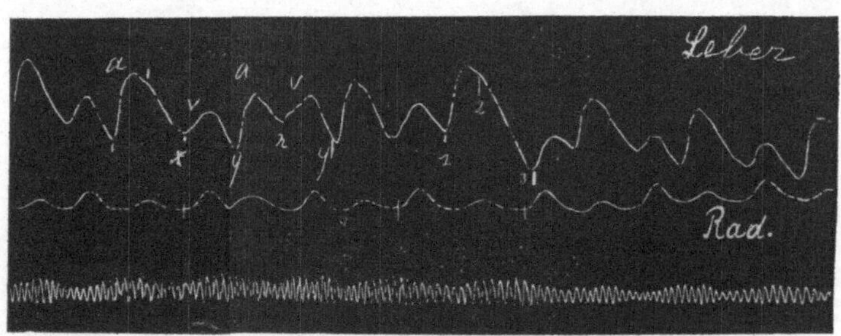

Abb. 13. Leberdoppelpuls bei adhäsiver Mediastino-Perikarditis.

sondern fixiert oder sogar eingezogen wird. Diese Erscheinung ist als Zeichen von WENCKEBACH bekannt, der als erster auf diese „paradoxe Atmung" hingewiesen hat.

Es wird diese mangelhafte Respiration unter anderem eine Behinderung der Blutansaugung aus dem Abdomen zur Folge haben und diese wieder eine Stauung der Bauchorgane, eventuell Aszites bewirken. Infolge der anatomischen Lage der Venae hepaticae (C. HASSE[11]) macht sich eine Stauung in der Leber schon sehr früh im Krankheitsbilde der Mediastino-Perikarditis bemerkbar und kann einen außerordentlich hohen Grad erreichen. Es sind dies jene Fälle, welche einen ausgeprägten Leberdoppelpuls bieten. (Abb. 13.)

Die BRAUERSCHE Kardiolyse führt in solchen Fällen vor allem eine deutliche Besserung der Respiration und eine ganz auffallende Abnahme der Leberstauung herbei. Auch die übrigen zirkulatorischen Verhältnisse werden durch sie bedeutend gebessert, während der *Pulsus paradoxus* infolge der noch immer vorhandenen Adhäsionen wohl nicht verschwinden wird und auch die inspiratorische Venenanschwellung öfters bestehen bleibt.

Man sieht, daß hier weder der MÜLLERSCHE noch der VALSALVASCHE Versuch zur Erklärung dieses Pulsphänomens herangezogen werden kann, wie es J. BARR[12]) tut. Die Luftwege sind frei und die Respiration ist sogar abgeschwächt. Das Verhalten der Halsvenen im Inspirium spricht übrigens dafür, daß die Ansaugungskraft des Thorax zumindest nicht verstärkt ist.

Auch die Schlußfolgerungen, welche LEWIS[13]) aus seiner Arbeit zieht, nämlich: "The Pulsus Paradoxus is a misnomer. KUSSMAULS pulse is a normal event, for the blood-pressure almost always falls when a patient, instructed to do so, takes a deep breath"*), müssen wir, da sie der gewöhnlichen klinischen Erfahrung widersprechen, ablehnen.

Es ist nach den vorangehenden Ausführungen ohne weiteres verständlich, daß der *Pulsus paradoxus* in diesen Fällen eine durchaus andere Erscheinung darstellt als die in den vorigen Abschnitten behandelten Typen. Es sind nicht nur die Bedingungen für sein Auftreten und die Art und Weise seines Entstehens wesentlich verschieden, es hat auch das sphygmographische Bild desselben eine ganz andere Struktur und deshalb wohl läßt sich dieses diagnostisch so bedeutungsvolle Symptom leicht aus den Kurven herauslesen. Eine Verwechslung dieser Form des *Pulsus paradoxus* mit den anderen ist bei Berücksichtigung der von uns angeführten Tatsachen bei aufmerksamer Beobachtung wohl immer zu vermeiden. Eine Identifizierung der Arten des *Pulsus paradoxus* ist weder durch theoretische Erwägungen, noch durch die klinischen Befunde zu rechtfertigen, weshalb WENCKEBACH nachdrücklich betont, daß ungenügende und oberflächliche Beobachtung am Krankenbett und ungenaue Analysen der Sphygmogramme Mißverständnisse in dieser Hinsicht hervorrufen können.

---

[11]) C. Hasse, Arch. f. Anat. 1907, S. 209.
[12]) J. Barr, l. c.
[13]) Th. Lewis, The Journal of Physiol., vol. XXXVII, 1908, p. 254.
*) Im Original nicht gesperrt gedruckt.

Aber auch dieser Typus des paradoxen Pulses ist bei der Mediastino-Perikarditis oder Pericarditis adhaesiva nicht konstant und für sie nicht pathognomonisch.

Einen Grund für die Inkonstanz des Symptoms bilden z. B. die Arrhythmien. Bemerkenswerterweise fand sich bei den wenigen Fällen von Mediastino-Perikarditis, welche in den letzten Jahren auf der Herzstation der I. med. Klinik in Wien zur Beobachtung kamen, Vorhofflimmern, so daß diese Fälle bei der Betrachtung des *Pulsus paradoxus* von vornherein wegfielen.

Andererseits aber können außer der Mediastino-Perikarditis noch alle diejenigen Zustände mit einem *Pulsus paradoxus mechanicus* einhergehen, bei denen eine mechanische Behinderung der Herztätigkeit infolge der Atmung gegeben ist, z. B. bei adhäsiven Prozessen im Thorax ohne Perikarditis. So zeigt die Kurve in Abb. 14

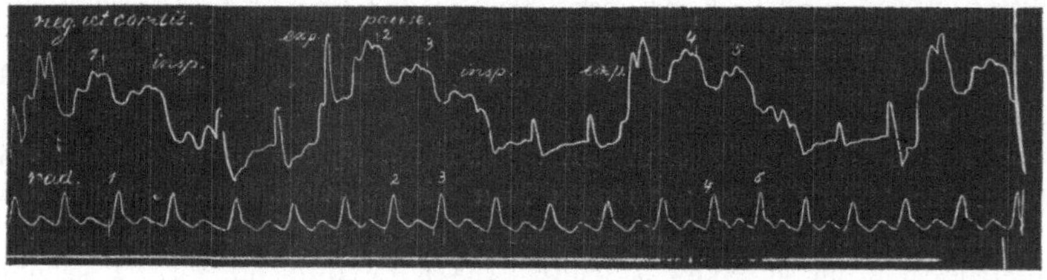

Abb. 14. Negatives Kardiogramm und Pulsus paradoxus bei einem Fall von Tbc. pulmonum mit Adhäsionen.

einen mechanisch-paradoxen Puls bei einem Patienten mit intrathorakalen Verwachsungen bei Tbc.

Aber auch bei vollständiger Abwesenheit von Adhäsionen können mechanische Hindernisse vorhanden sein, welche das Auftreten eines paradoxen Pulses von diesem Typus veranlassen. Dies ist der Fall bei Enteroptose mit tiefstehendem Diaphragma. Besteht eine solche, so ist das Herz schon in der Atempause seiner stützenden Unterlage beraubt, im Inspirium aber an den Gefäßen gleichsam aufgehängt, was seine Arbeit noch mehr behindert; dazu mag die Anspannung des Perikards infolge des Tiefertretens des Zwerchfelles noch beitragen (vgl. S. 73). Auch in diesem Falle werden in der Atempause die Bedingungen für die Herztätigkeit die verhältnismäßig besten sein. Solche Patienten zeigen das Symptom am deutlichsten im Stehen. Auch ein inspiratorisches Anschwellen der Halsvenen wird hierbei auftreten können. Die klinische und röntgenoskopische Untersuchung wird in diesen Fällen die Differentialdiagnose gegenüber adhäsiven Prozessen im Thorax leicht ermöglichen (s. Fall 6, V. Abschnitt).

Auch Anomalien des knöchernen Brustkorbes können in seltenen Fällen die Bedingungen für eine mechanische Behinderung des Herzens schaffen (vgl. Abschnitt V, Fall 7).

Zusammenfassung: Für den Pulsus paradoxus mechanicus sind also folgende Kennzeichen zu fordern:

1. Das Sphygmogramm hat eine typische Form; die Pulswellen werden im Inspirium kleiner, im Exspirium größer und erreichen in der Atempause die größte Höhe.

2. Schon bei gewöhnlicher Atmung ist das Phänomen deutlich festzustellen.

3. In einer Minderheit der Fälle schwellen die Halsvenen im Inspirium an; mindestens aber fehlt der inspiratorische Venenkollaps.

Dieser Typus stellt die für die Diagnose pathologischer Zustände weitaus wichtigste Form des *Pulsus paradoxus* dar und entspricht dem eigentlichen KUSSMAULSCHEN Pulse. Man trifft ihn bei schwieliger Mediastino-Perikarditis, Pericarditis adhaesiva, anderen adhäsiven Prozessen im Thorax sowie bei Tiefstand des Zwerchfells, Anomalien der knöchernen Brustwand usw. an, bei welchen Zuständen er ein wertvolles Symptom bildet.

4. Der asymmetrische Typus.

Das in der Literatur von FRANCOIS FRANCK, GERHARDT, HARRIS, HEWLETT u. a. als „einseitig auftretender *Pulsus paradoxus*" beschriebene Phänomen sei noch der Vollständigkeit halber hier kurz erwähnt. Es sind dies Fälle, bei denen durch Aneurysmen, atheromatöse oder sonstige Veränderungen einzelner Arterien ein lokales, peripheres Stromhindernis gebildet wird, welches ein inspiratorisches Verschwinden oder Kleinerwerden der Pulse in den betreffenden Gefäßen bewirkt. Hier liegt also in der Beschaffenheit des Gefäßes selbst und nicht in den topographisch-anatomischen Verhältnissen der Umgebung die mechanische Ursache für sein Auftreten. Es wird demnach diese Pulsform ebenso wie der extrathorakale Typus nicht generell an allen Gefäßen des Körpers, sondern nur an gewissen Gefäßbezirken vorgefunden.

Wird ein solcher Puls an einem Gefäßgebiete beobachtet, dann liegen verschiedene Möglichkeiten vor.

Vorerst kann natürlich ein ohnehin vorhandener *Pulsus paradoxus* durch das Hindernis in dem betreffenden Gefäße verstärkt werden und so eine Asymmetrie des Phänomens hervorrufen.

Finden wir einen sonst normalen Puls, so müssen wir zwischen extra- und intrathorakaler Lage der bestehenden Gefäßveränderungen unterscheiden.

Bei extrathorakaler Lage werden die Verhältnisse wohl nicht anders sein als bei dem *extrathorakalen Pulsus paradoxus*. Die Kompression der Subklavia wird ja gelegentlich selbst bloß einseitig zur Beobachtung gelangen.

Werden jedoch die betreffenden Prozesse intrathorakal angetroffen, dann kann das Pulsphänomen auf dreierlei Art erklärt werden: 1. kann ein verringerter Widerstand für die normalen intrathorakalen Druckschwankungen an der betreffenden erkrankten Stelle selbst oder an dem peripher davon gelegenen und unter geringerem Drucke stehenden Gefäßteil angenommen werden; 2. aber können die intrathorakalen Verhältnisse durch die aufgezählten anatomischen Prozesse im Thorax — wie z. B. große Aneurysmen — sich soweit verändert haben, daß die in diesem Abschnitt unter 2 ausgeführten Bedingungen für das Auftreten eines *Pulsus paradoxus dynamicus* gegeben sind. Schließlich können noch lokale Verwachsungen oder Strangbildungen bestehen, welche nur für das betreffende Gefäß ein mechanisches Hindernis während der Einatmung darstellen.

Sehr verschiedene Zustände können demnach solche Pulse hervorrufen; die tatsächliche Ursache wird unter Umständen die sphygmographische Untersuchung ergeben können. Allerdings kommt dem einseitig oder auf beiden Seiten ungleich auftretenden *Pulsus paradoxus* als einer seltenen Erscheinung keine besondere klinische Bedeutung zu.

IV. Die Inäqualität des Pulses bei der respiratorischen Herzarrhythmie.

Seitdem die *Arrhythmia respiratoria* allgemeiner bekannt geworden war, lag es auf der Hand, daß man eine Beziehung zwischen dem *Pulsus paradoxus* und dieser gleichfalls durch respiratorische Einflüsse bedingten Irregularität nachzuweisen versuchte. Gewisse Autoren nahmen einen Zusammenhang dieser Erscheinungen am Pulsbilde an (GAISBÖCK, MÜNZER u. a.), während andere beide Formen überhaupt identifizieren (BRUGSCH, THOREL u. a.). In diesem Zusammenhang ist die Arbeit von E. MÜNZER[1]) zu erwähnen, der einen mit respiratorischer Arrhythmie kombinierten *Pulsus paradoxus* — den er „*Pulsus respiratione irregularis neurogeneticus*" zu nennen vorschlug — von einer mechanisch-dynamischen Form unterscheidet.

Doch muß gleich nachdrücklichst betont werden, daß bei der respiratorischen Arrhythmie von einem *Pulsus paradoxus* darum nicht die Rede sein kann, weil die eingangs aufgestellte Voraussetzung, daß der *Pulsus paradoxus* keine zeitliche Irregularität, sondern ausschließlich eine Inäqualität der Pulswellen bei vollständig regelmäßigem Pulsrhythmus aufweisen muß, eine arrhythmische Form von vornherein ausschließt. Der *Pulsus paradoxus*, wie bis jetzt behandelt, war stets ein rhythmischer; der arrhythmische Puls, von welchem nun die Rede sein wird, ist kein paradoxus!

Es wird in der Folge gezeigt werden, daß es sich hier auch nicht um die direkten Einflüsse des Respirationsapparates auf die Zirkulation handeln kann, wie beim *Pulsus paradoxus*, sondern um wesentlich andere Momente. Es seien aber vorerst einige allgemeine Betrachtungen über die respiratorische Arrhythmie vorausgeschickt.

Das gesunde Herz schlägt im Sinusrhythmus, welcher unter normalen Verhältnissen ziemlich regelmäßig ist. Unter gewissen Umständen treten nun bei vielen Menschen respiratorische Rhythmusschwankungen auf, und zwar inspiratorische Beschleunigung und exspiratorische Verlangsamung. Diese Arrhythmie ist auf eine reflektorische Reizung des N. vagus durch die Atmung zurückzuführen; durch Vaguslähmung

---

1) E. Münzer, Zeitschr. f. kl. Med. 1912, Bd. 75, S. 253.

(Atropin) wird sie beseitigt. Der Wechsel in der Länge der Diastole ist ihr Kennzeichen; die Systole ist von konstanter Dauer, wie aus dem E. K. G. am deutlichsten hervorgeht.

Bei Erwachsenen ruft eine ruhige, normal tiefe Atmung diese Unregelmäßigkeit der Herzschlagfolge hervor; sie ist überhaupt bei allen jenen Zuständen zu finden, in welchen der Pulsrhythmus verlangsamt wird, wie z. B. in der Rekonvaleszenz nach fieberhaften Krankheiten, im Schlafe und bei niedrigem Bewußtseinsgrade (WINKLER[2]), WIERSMA[3])) usw. Bei Beschleunigung der Herzfrequenz (Vaguslähmung, Arbeit, frequente Atmung, psychische Erregung usw.) verschwindet sie.

Bei der typischen respiratorischen Arrhythmie sieht man also unter dem Einfluß vertiefter und verlangsamter Atmung bei gleichbleibender Dauer der Systole im Inspirium eine Abnahme der Länge der Diastole und eine Zunahme derselben im Exspirium; in der Atempause sind die Intervalle meistens am größten.

Welchen Einfluß diese Rhythmusveränderungen auf das Schlagvolumen des Herzens, bezw. auf die Form und Größe der Pulse haben werden, ist ohne Mühe verständlich.

Es wird als Folge einer Verkürzung der Diastole die Füllung des Herzens in derselben, mithin das Schlagvolumen ein geringeres sein. Das Verhalten der Pulse bei diesem Mechanismus ist mittels eines

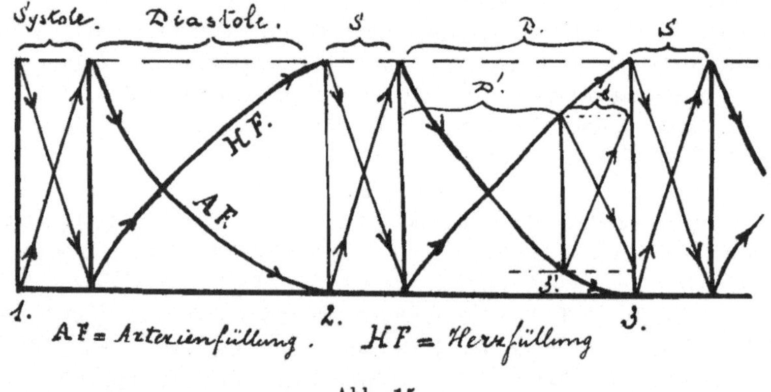

Abb. 15.

einfachen Schemas leicht zu konstruieren. Abb. 15 zeigt zwei Herzzyklen mit gleicher Dauer der Systole und der Diastole. In der Diastole sinkt die Arterienfüllung ab (Linie AF), während die Herzfüllung indessen ansteigt (Linie HF). In der Systole findet das Umgekehrte

[2]) C. Winkler, Kon. Acad. v. Wetensch. — Verslag gew. vergad. Deel 7, 1898/99.

[3]) E. D. Wiersma, Zeitschr. f. d. g. Neur. und Psych. 1913, Bd. 19, S. 1.

statt; das Herz entleert sich und gleichzeitig füllt sich die Arterie. Das Ausmaß der Füllung, mithin die Höhe dieses Anstieges ist in erster Linie vom Schlagvolum des Herzens abhängig.

Es geht nun aus dem Schema hervor, daß eine vorzeitige, früh

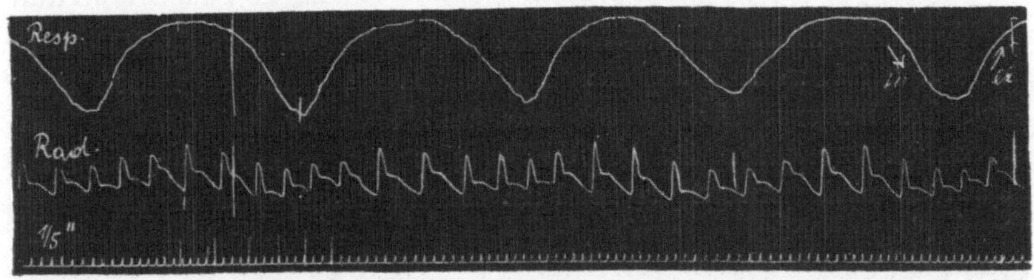

Abb. 16. **Pulsus respiratione irregularis.**

in die Diastole fallende Systole (3′) wohl von einem höheren Niveau der Arterienfüllung ausgeht, aber ein geringeres Schlagvolumen wegen der kürzeren Dauer der Herzfüllung austreibt. Die Pulswelle wird demnach niedriger und in die Höhe gerückt sein, und zwar desto mehr, je kürzer die vorangehende Diastole ausfällt.

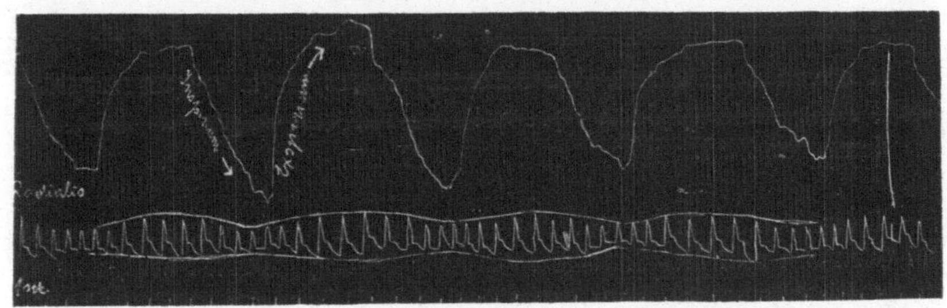

Abb. 17. Pulsus respiratione irregularis. Die Pulse werden im Inspirium niedriger und gehen von einer höheren Grundlinie aus; auf die größten Intervalle folgen die höchsten Pulse.

In den sphygmographischen Kurven werden wir bei der respiratorischen Arrhythmie also erwarten können, daß mit der inspiratorischen Beschleunigung des Herzrhythmus die Pulse kleiner werden und auf einem höheren Niveau stehen, um mit der exspiratorischen Verlangsamung wieder zur ursprünglichen Höhe anzusteigen. Wo die Diastolen am längsten sind, das ist in den Kurven Abb. 16 und 17, in der Atempause, werden die Pulse auch am höchsten sein und die Grundlinie am tiefsten.

Die Pulskurve erhält, wie aus den Abbildungen ersichtlich ist, eine Spindelform.

Daß bei der respiratorischen Arrhythmie die Höhe der Pulswelle tatsächlich von der Länge der vorangehenden Diastole abhängt, illustriert die Kurve Abb. 18, welche noch eine Eigentümlichkeit der respiratorischen Arrhythmie zeigt, nämlich die Verlangsamung im Dauerinspirium.

Man sieht hier, daß mit der starken Verlangsamung des Pulses im Dauerinspirium auf das längste Intervall eben der größte Puls folgt. Bei längerer Dauer des Atemanhaltens in Inspirationsstellung werden die Intervalle in der Abbildung ungefähr gleich lang und die Pulswellen sind dementsprechend annähernd gleich hoch.

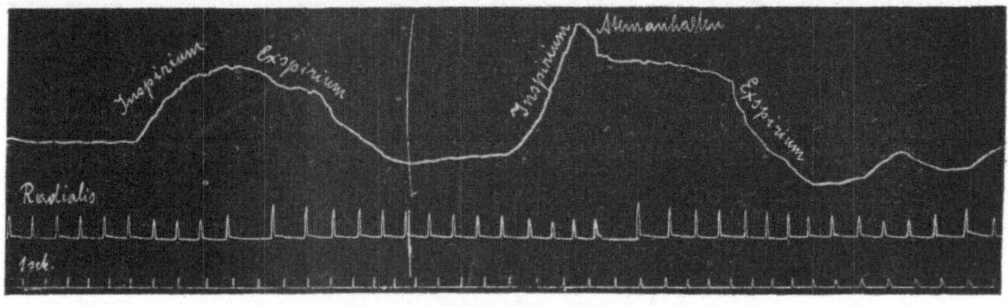

Abb. 18. Respiratorische Arrhythmie.

Die von MACKENZIE, WENCKEBACH, LEWIS u. a. als für respiratorische Arrhythmie typisch reproduzierten Kurven zeigen alle tatsächlich ein derartiges Bild.

Es sei nochmals hervorgehoben, daß die respiratorische Arrhythmie bei Gesunden und Rekonvaleszenten sehr häufig gefunden wird, weshalb es naheliegt, anzunehmen, es habe sich bei dem von RIEGEL, SOMMERBRODT u. a. als physiologisch beschriebenen Vorkommen des *Pulsus paradoxus* bei normalen und geschwächten Personen um nichts anderes als eine respiratorische Arrhythmie gehandelt, welche wohl nicht erkannt worden sein dürfte. Diese Ansicht ist wohl gerechtfertigt, wenn auch von den erwähnten Autoren keine diesbezüglichen Kurven publiziert wurden. Wir verweisen hier auf die von RIEGEL gegebene Beschreibung (s. S. 8) und möchten bemerken, daß die „mustergültigen Kurven von LANDOIS“ (Fig. 70 in seiner Lehre vom Arterienpuls), die RIEGEL zur Bestätigung seiner Auffassung heranzieht, tatsächlich eine respiratorische Arrhythmie erkennen lassen.

Von einigen Autoren, wie z. B. VAQUEZ, ist das Hauptgewicht für das Zustandekommen des *Pulsus paradoxus* auf eine nervöse Beeinflussung des Vagus gelegt, weil das Phänomen durch Atropin zum

Verschwinden zu bringen sei. Auch hier dürfte wohl eine Verwechslung mit dem respiratorisch-arrhythmischen Pulse vorliegen.

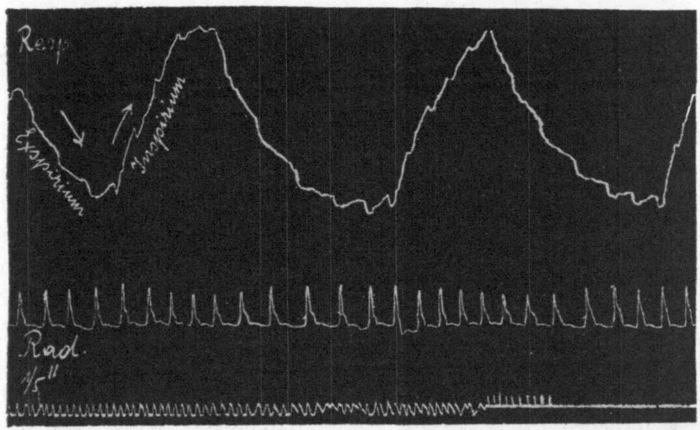

Abb. 19. Respiratorische Arrhythmie mit Inäqualität der Pulse bei einem gesunden Kollegen.

Ferner spricht für unsere Auffassung noch folgendes: Wir haben uns bemüht, für diese Arbeit bei einem normalen oder rekonvaleszenten Individuum bei geeigneter Atmung einen *Pulsus paradoxus dynamicus*

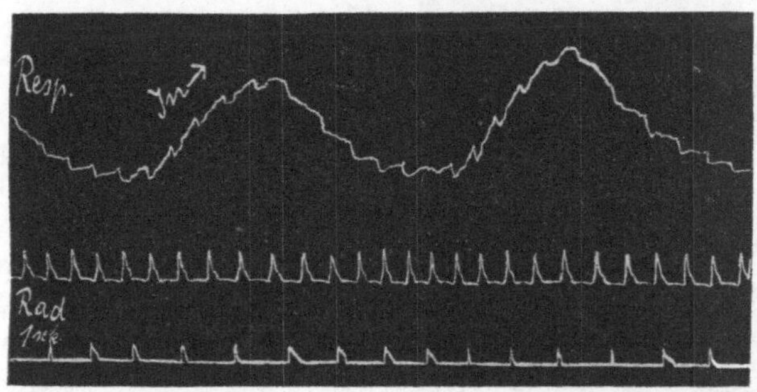

Abb. 20. **Puls desselben Kollegen bei psychischer Tätigkeit.**

zu schreiben. Obwohl dazu zahlreiche im Stadium der Genesung befindliche Patienten und gesunde Kollegen herangezogen wurden, erhielten wir nur respiratorische Arrhythmien! Es ist dies auch verständlich, wenn man bedenkt, daß diese respiratorische Arrhythmie ein bei gesunden Individuen sogar häufiges Vorkommnis darstellt — ja von einigen Autoren geradezu als Zeichen eines gesunden Herzens betrachtet wird

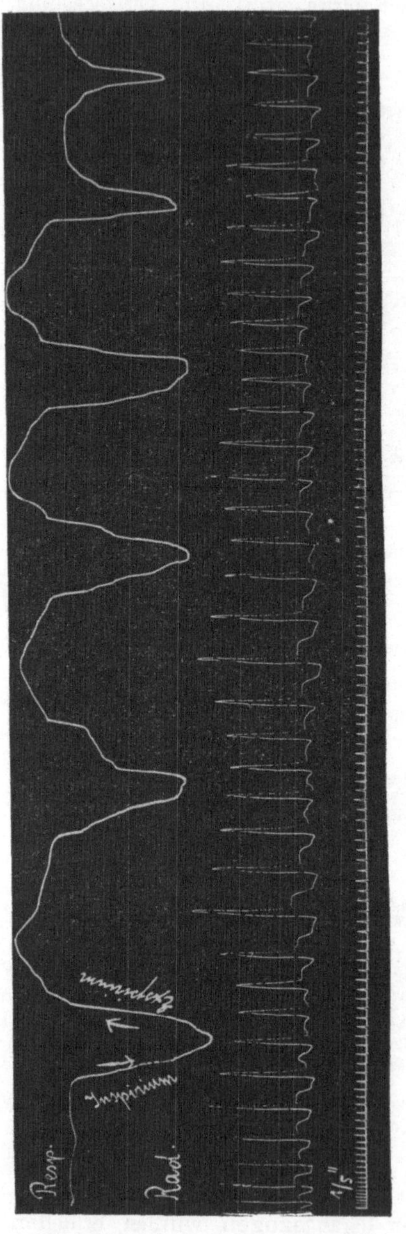

Abb. 21. Respiratorische Arrhythmie vor Atropininjektion.

(MACKENZIE) —; da aber andererseits eine Arrhythmie die Diagnose *Pulsus paradoxus* ausschließt, werden wir auch einen *Pulsus paradoxus* beim Gesunden a priori kaum erwarten können. Wo man hingegen keine respiratorische Arrhythmie antreffen wird, wie z. B. bei geschädigtem Herzen, Dekompensation usw., ist die Möglichkeit des Entstehens eines *Pulsus paradoxus* eher gegeben. Tatsächlich stammen alle Kurven, die bei WENCKEBACH und auch in dieser Arbeit als Beispiel für den *Pulsus paradoxus dynamicus* gegeben wurden, von Patienten mit dekompensiertem oder dilatiertem Herzen, mit Klappenfehlern, Aortenaffektionen usw.

Es gelang nun regelmäßig immer dort, wo diese Arrhythmie registriert wurde, durch intravenöse Injektion von Atropin oder auch bloß durch psychische Anstrengung, mit der dadurch bedingten Unterdrükkung der Vaguswirkung, die Irregularität und mit dieser auch die Inäqualität zu beseitigen. Die Kurven in Abb. 19 und 20 sowie 21 und 22 geben hievon ein Beispiel.

THOREL u. a. waren daher im Rechte, der Inäqualität der Pulse bei respiratorischer Arrhythmie keinen besonderen diagnostischen Wert beizumessen; die Annahme eines paradoxen Pulses in diesen Fällen war aber, wie schon ausgeführt, eine irrige.

Die respiratorische Arrhythmie ist von einer mit dem Rhythmus in der Regel in gleichem Sinne wie beim *Pulsus paradoxus mechanicus* schwankenden Inäqualität der Pulse begleitet. Das Aussehen solcher

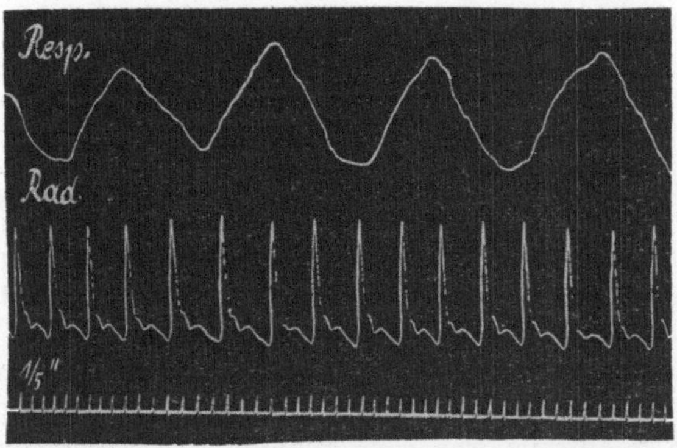

Abb. 22. Rhythmischer und äqualer Puls von demselben Patienten, 5 Minuten nach intravenöser Injektion von 1·5 *mg* Atropin.

Kurven könnte deshalb zu Verwechslungen Anlaß geben; die ausgesprochene Arrhythmie ermöglicht leicht die Unterscheidung.

Das Vorkommen und die klinische Bedeutung dieser arrhythmischen Form des inäqualen Pulses sind die gleichen wie die der *Arrhythmia respiratoria* selbst.

V. Die klinische Bedeutung des Pulsus paradoxus.

Daß das Phänomen des „*Pulsus paradoxus*“ bei ganz verschiedenen Zuständen angetroffen wird und entsprechend seinen Entstehungsbedingungen verschiedene Form aufweist, haben wir in den vorigen Abschnitten dargelegt und dabei auch die Unterscheidungsmerkmale der einzelnen Typen festgestellt. Da wir eingangs die Ansicht äußerten, daß es sich nicht um eine bloß akademische Fragestellung, sondern vielmehr um ein Problem handelt, das für den Kliniker von Bedeutung ist, bleibt uns zum Schluß noch die Aufgabe, den praktischen Wert des Phänomens am Krankenbett zu beleuchten.

Es wird nun im folgenden an Hand einiger Fälle, bei welchen ein *Pulsus paradoxus* zur Beobachtung gelangte, erörtert werden, wieweit die Resultate obiger Ausführungen in der Klinik Verwendung finden können und welche unmittelbare Bedeutung das in diesem Sinne angewandte Symptom für diagnostische und therapeutische Schlußfolgerungen aufweisen kann.

Das Vorkommen eines dynamischen Pulsus paradoxus bei exsudativer und eines mechanischen bei adhäsiver Perikarditis wurde ausführlich behandelt und mit Kurven illustriert (s. Abb. 7, 9, 10 und 12). Die Bedeutung des paradoxen Pulses in diesem Zustande erhellt in sehr bezeichnender Weise aus einem aus der Literatur bekannten Falle von WENCKEBACH[1]). Es handelt sich um den Patienten, bei dem WENCKEBACH zum ersten Male eine Luftinsufflation des Perikards nach der Punktion des Exsudates ausführte. Aus der Krankengeschichte dieses Falles seien folgende uns hier interessierende Daten erwähnt:

Fall 1.

Der 20jährige Patient W. kam zwei Monate nach Beginn seiner Erkrankung zur Beobachtung. Es wurden bei dem hochfiebernden Kranken unter anderen eine Infiltration des linken Oberlappens, Reibegeräusche über dem Herzen und Tbc.-Bazillen im Sputum festgestellt. Es entwickelte sich bald ein bedeutendes Exsudat im Perikard, das, da es sich in kurzer Zeit immer wieder von neuem ansammelte, wiederholt

---

1) K. F. Wenckebach, Zeitschr. f. klin. Med. 1910, Bd. 71, S. 402 u. M. Semerau, Deutsch. Arch. f. klin. Med. 1914, Bd. 13, S. 608.

punktiert werden mußte. Schließlich wurde nach einer Punktion Luft eingelassen und diese Behandlung noch wiederholt vorgenommen. Es trat dann allmählich eine Verkleinerung des Perikardialraumes ein und die Perikarditis verlor ihren exsudativen Charakter.

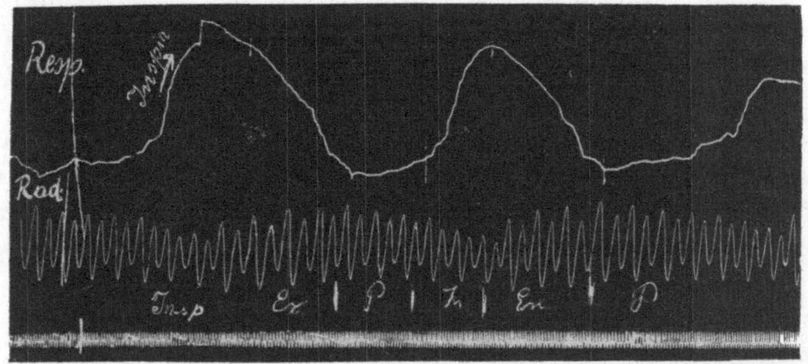

Abb. 23. Pat. W. Dynamischer Pulsus paradoxus im Stadium der Exsudation. (Nach Wenckebach).

Bis zu diesem Stadium wurden Kurven gewonnen wie in Abb. 23, welche in einwandfreier Weise die Form des *dynamischen Pulsus paradoxus* darboten[2]).

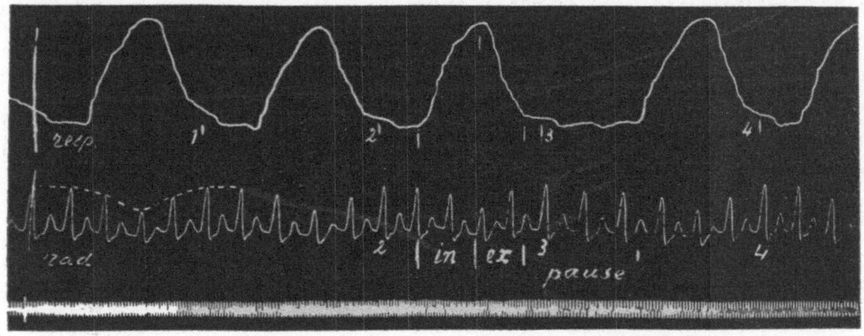

Abb. 24. Pat. W. Mechanischer Pulsus paradoxus bei beginnender Bildung von Adhäsionen. (Nach Wenckebach.)

Dieser Typus des *Pulsus paradoxus* wurde während dieses Stadiums der Krankheit immer wieder angetroffen und entsprach vollkommen dem Befund einer exsudativen Perikarditis. Auch als kein Exsudat mehr im Herzbeutel nachweisbar war, wurde bei dem

[2]) Die Kurven dieses Falles zur Zeit des Vorhandenseins eines perikardialen Ergusses waren es, auf Grund derer Wenckebach den dynamischen Typus des Pulsus paradoxus aufstellte.

Kranken noch eine Zeitlang ein *dynamischer Pulsus paradoxus* vorgefunden. Wir lesen aus dieser Zeit in der Krankengeschichte folgende Aufzeichnung:

„Es ist niemals mehr gelungen, Exsudat im Perikard nachzuweisen. Auch röntgenoskopisch hat sich das Bild ganz geändert; das Herz wird jetzt von dem verdickten Perikard umschlossen. Der *Pulsus paradoxus* hat nicht die für Adhäsionen typische Form angenommen. Die respiratorische Beweglichkeit der vorderen Brustwand ist eine gute; wohl aber ist die Leber unverhältnismäßig gestaut. Die Tbc., welche sich nicht auf die linke Lunge beschränkt, macht übrigens wenig Erscheinungen. Patient ist fieberlos und hustet und exspektoriert kaum."

Mit dem Fortschreiten des fibrös-adhäsiven Prozesses aber trat an Stelle des bis dahin vorhanden gewesenen dynamischen ein ausgesprochen mechanischer *Pulsus paradoxus* auf, der fortan mehr oder weniger ausgeprägt war (Abb. 24). Es ließ sich daraus schließen, daß die Schrumpfung und Verdickung des Perikards zugenommen hatte, wohl auch Verwachsungen des Herzens mit seiner Umgebung aufgetreten waren, wofür auch der Röntgenbefund sprach.

Etwa ein Jahr später bestätigte die Autopsie diese Annahme; starke Verdickung der beiden Perikardialblätter und ausgedehnte Verwachsungen derselben wurden vorgefunden.

Man sieht aus diesem Fall, daß die Änderung des Typus des paradoxen Pulses mit den pathologisch-anatomischen Vorgängen parallel geht und dadurch einen Anhaltspunkt für die Auffassung des Krankheitsfalles bildet. Das Auftreten eines *mechanischen Pulsus paradoxus* ermöglichte es, sich am Krankenbett ohne besondere Hilfsmittel ein zutreffendes Urteil über das Weiterschreiten des Krankheitsprozesses zu bilden.

Auch im folgenden Falle war das Auftreten eines mechanischen Pulsus paradoxus der Hinweis auf eine Mitbeteiligung des Perikards an dem Krankheitsprozeß.

Fall 2.

Patient L. N. erkrankte plötzlich mit Husten, Seitenstechen und allgemeinem Krankheitsgefühl; er gibt eine typische Tbc.-Anamnese an und die Untersuchung weist eine Tbc.-Pneumonie der rechten Lunge und Infiltration der beiden Spitzen nach. Im Krankheitsverlaufe entwickelte sich später auch eine Pleuritis und eine Peritonitis tuberculosa.

Es wurde auch ein *mechanischer Pulsus paradoxus* registriert (s. Abb. 25) und daraufhin eine Perikarditis, eventuell Verwachsungen des Herzens mit der Umgebung angenommen.

Die Sektion bestätigte diese Annahme; es wurde eine Pericarditis fibrinosa mit sehr beträchtlicher Verdickung des Perikards vorgefunden.

Bei frischer Perikarditis, wo es nicht zur Ausbildung eines größeren Ergusses gekommen ist, braucht ein *Pulsus paradoxus* überhaupt nicht vorhanden zu sein, wofern das Herz genügend kräftig ist, um der durch die Perikarditis bedingten größeren Beanspruchung gerecht zu werden. Das wäre besonders bei kräftigen und hypertrophischen Herzen zu erwarten.

Fall 3.

Abb. 26 zeigt eine Puls-Atemkurve von dem Patienten C. mit Aorten- und Mitralinsuffizienz und Hochdruck infolge chronischer Nephritis, bei dem einige Wochen ante exitum eine urämische fibrinöse Perikarditis hinzutrat. Der Puls zeigt keine von der Atmung abhängige Inäqualität.

Der Patient ging nach wenigen Wochen urämisch zugrunde. Bei der Obduktion fand sich unter anderm eine fibrinöse Perikarditis ohne größeren Perikardialerguß.

In den bisher besprochenen Fällen handelte es sich jedesmal um das Vorhandensein, bezw. bei dem letzten Falle um das Fehlen eines *Pulsus paradoxus* bei Perikarditis. Nunmehr seien einige Fälle angeführt, bei denen ein *Pulsus paradoxus* festzustellen war, ohne daß dabei von irgend einer Form von Herzbeutelaffektion die Rede war.

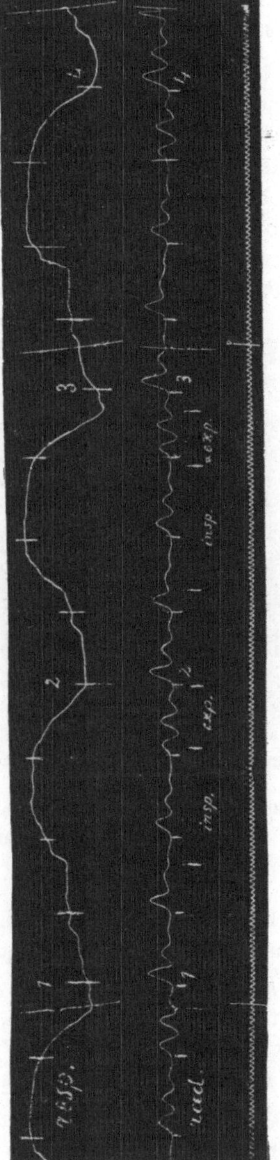

Abb. 25. Pat. L. N. Mechanischer Pulsus paradoxus bei Pericarditis tuberculosa.

Fall 4.

Bei dem Patienten S., der schon seit längerer Zeit als Herzkranker behandelt worden war und der die letzte Zeit vor der Aufnahme vor allem über Beklemmungsgefühl, Kurzatmigkeit, leichte Erschöpfbarkeit und Schwellung der Beine und des Oberkörpers geklagt hatte, wurde folgender Befund erhoben:

Bei tiefer Atmung bleibt die rechte Thoraxhälfte zurück. Vorne sind die Lungengrenzen an normaler Stelle; die respiratorische Verschieblichkeit ist hier ausgiebig. Hinten rechts ist vom VI. Brustwirbeldornfortsatz abwärts der Perkussionsschall gedämpft und vom VII. Br. W. D. ab kein Atemgeräusch hörbar; zwischen V. und VII. Br. W. D. abgeschwächtes Atmen; kein Bronchialatmen, keine Reibegeräusche. Die obere Grenze dieser Dämpfung ändert sich mit der Lage des Patienten. Linke Lunge o. Bes.

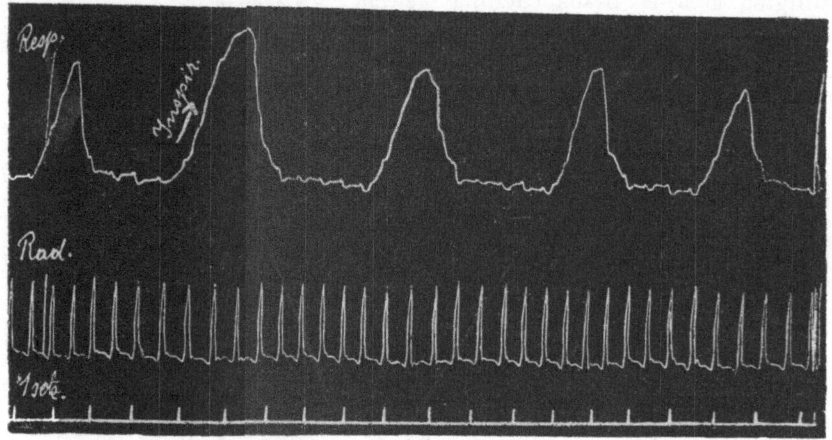

Abb. 26. Pat. C. Äqualer rhythmischer Pulsus celer bei einem Fall von urämischer fibrinöser Perikarditis.

In der Regio cordis Einziehung der Brustwand; Herzdämpfung von normaler Größe und Konfiguration; Herztöne rein.

Das Abdomen ist vorgewölbt, und zwar am meisten im Epigastrium und rechten Hypochondrium. Deutliche Leberschwellung; geringe Menge freier Flüssigkeit im Bauch nachweisbar.

Allgemeine Ödeme, auch Gesichtsödem; die Schwellungen besonders stark an den unteren Partien des Stammes und an den unteren Extremitäten.

Die Punktion im IX. I. C. R. rechts etwas medial von der hinteren Axillarlinie ergab eine wasserklare Flüssigkeit von sehr niedrigem spezifischem Gewicht (1005) und niedrigem Eiweißgehalt (0·32%); mikroskopisch sehr spärliche Formelemente und bakteriologisch steril. — Der Erguß wurde wiederholt entleert; nach der Punktion sehr starkes Reiben auf der rechten Thoraxhälfte vorne und hinten, auskultatorisch und sogar palpatorisch nachweisbar. Die Dämpfung hinten ist nach der Punktion noch vorhanden, aber jetzt nicht mehr verschieblich.

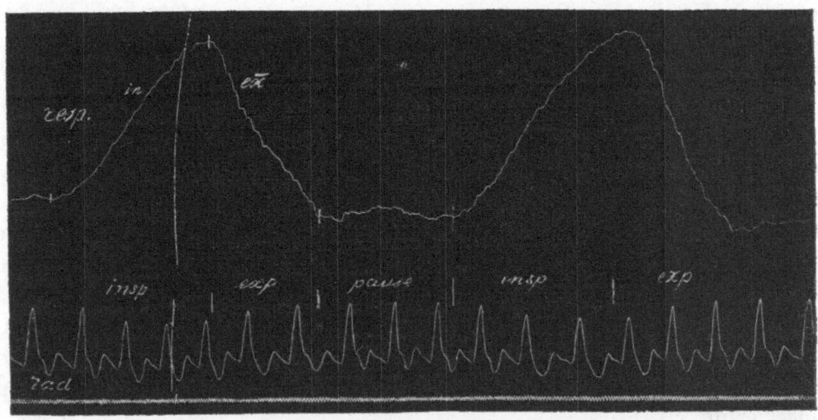

Abb. 27. Pat. S. Pulsus paradoxus mechanicus bei adhäsivem Prozeß im Thorax.

Der Röntgenbefund war folgender: Zwischen Wirbelsäule, Zwerchfell und einer queren Linie, welche vom VII. Brustwirbel lateral nach unten verlauft, sieht man einen dreieckigen Schatten, welcher die Bewegungen des Zwerchfells mitmacht, von Lageveränderungen des Patienten aber unbeeinflußt bleibt.

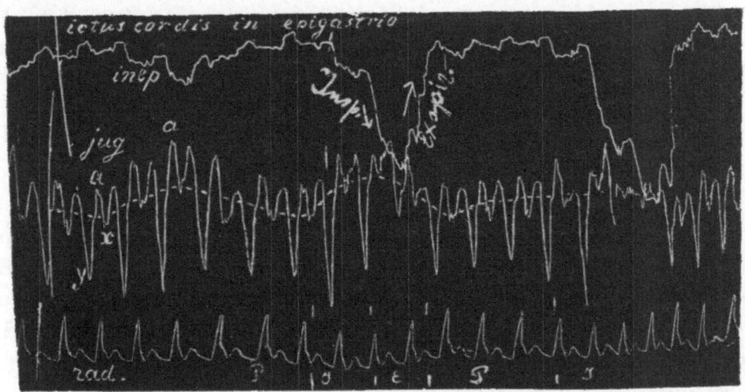

Abb. 28. Pat. S. Pulsus paradoxus mechanicus und inspiratorisches Anschwellen der Halsvenen.

Bei diesem Patienten wurde ein *Pulsus paradoxus mechanicus* (Abb. 27) und starkes inspiratorisches Anschwellen der Halsvenen (Abb. 28) gefunden. Es wurde hieraus geschlossen — da von

Perikarditis keine Zeichen vorhanden waren —, daß es sich um adhäsive Prozesse zwischen Herz und Thorax handelte, welche die Herztätigkeit infolge der Atmung beeinträchtigten. Röntgenoskopisch wurde dann nachgewiesen, daß bei jeder Einatmung das Herz und die Gefäße nach rechts verzogen wurden (Mediastinalwandern) und man entschloß sich, auf Grund dieses Befundes eine Operation vorzunehmen.

Bei dieser Operation zeigte es sich, daß die Lappen der rechten Lunge oberflächlich und nur in der Ausdehnung von zirka 5 *cm* miteinander verwachsen waren, daß aber lokale Adhäsionen zwischen Unterlappen und Zwerchfell bestanden, welche in folgender Weise eine Kreislaufbehinderung bei der Einatmung verursachten: Durch die Erweiterung des Thorax und das Tiefertreten des Zwerchfells wurde der Lungenstiel angespannt, wie man bei der Röntgendurchleuchtung sehen konnte. Dieser übte dadurch, daß er bis in das hintere Mediastinum reichte, in merkwürdiger Weise einen Druck auf die hintere Herzfläche aus, wobei offenbar der rechte Vorhof bei jeder Einatmung eingeklemmt wurde.

Nur die Adhäsionen zwischen den Lungenlappen wurden bei der Operation gelöst, die zwischen Diaphragma und Lunge konnten nicht entfernt werden. Das Resultat dieses Eingriffes war sehr bemerkenswert; die Ödeme im Gesicht und Oberkörper verschwanden, auch das inspiratorische Anschwellen der Halsvenen; die unteren Partien des Körpers und die Leber blieben stark gestaut; der *Pulsus paradoxus* war noch vorhanden.

Das Auftreten eines *Pulsus paradoxus mechanicus* muß in diesem Falle dadurch erklärt werden, daß der inspiratorische Zug der Adhäsionen den rechten Vorhof verengert und dadurch während der Atmung die Blutzufuhr zum Herzen gedrosselt hatte.

Fall 5.

Eine ähnliche Beobachtung konnten wir bei dem Patienten M. machen, der wegen Atembeschwerden infolge Emphysems und Bronchitis in Behandlung kam. Patient war zyanotisch und sehr dyspnoisch und konnte auch schon geringfügige Bewegungen wegen der damit verbundenen starken Steigerung der Atemnot nicht ausführen. Es zeigte sich bei der physikalischen Untersuchung, daß ein Emphysem der Lungen vorlag; keine Zeichen von Herzinsuffizienz.

Bei der Röntgendurchleuchtung nun wurden Adhäsionen des Herzens mit dem rechten Zwerchfell und mit der linken vorderen Brustwand festgestellt; unter anderm zeigte der linke Herzrand eine zipfelförmige Ausbuchtung. Während bei der Einatmung das linke Zwerchfell und der laterale Anteil des rechten Zwerchfelles tiefer traten, machte der mediale Teil desselben und der erwähnte Zipfel am linken Herzrand die entgegengesetzte Bewegung (s. Orthodiagramm,

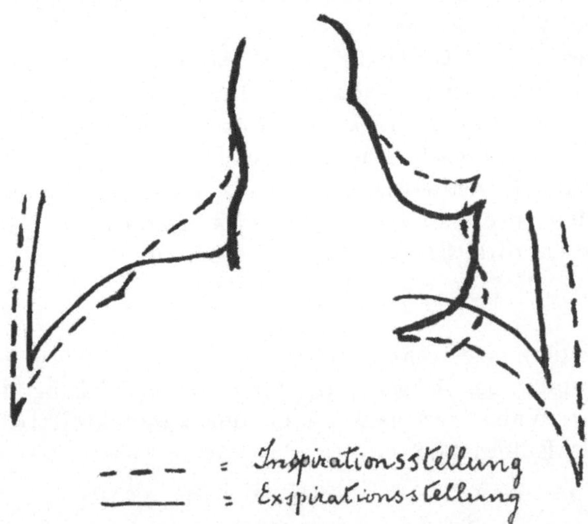

Abb. 29. Pat. M. Orthodiagramm. $^1/_4$ nat. Größe.

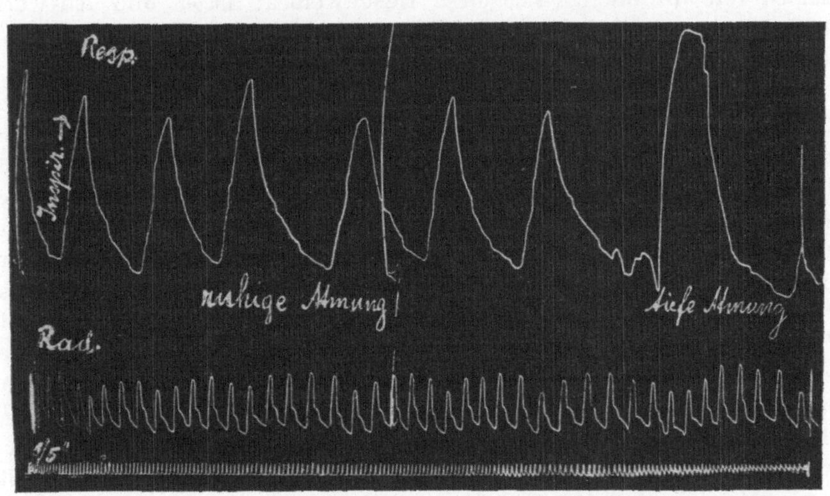

Abb. 30. Pat. M. Pulsus paradoxus mechanicus.

Abb. 29), so daß man den Eindruck gewann, daß das Herz durch die Adhäsionen bei der Inspiration aufwärts gezogen würde. Diese Adhäsionen mit der vorderen Brustwand waren bei der Durchleuchtung in frontaler Richtung deutlich zu sehen. Das Herz zeigte keine Verschieblichkeit bei Lagewechsel; die Exkursionen des Thorax waren nicht nennenswert eingeschränkt; das hintere Mediastinum zeigte röntgenologisch keine Veränderungen.

Anamnestisch ließ sich bei dem Patienten eruieren, daß er vor sechs Jahren eine schwere Pneumonie mit Rippenfellentzündung durchgemacht hat; sonst ist er nie krank gewesen und hatte bis vor einigen Wochen auch nie irgendwelche Beschwerden.

Durch die Registrierung des Pulses und der Atmung waren die Merkmale des mechanischen Pulsus paradoxus bei ruhiger Atmung einwandfrei nachzuweisen (s. Abb. 30).

Ein Beispiel eines ganz anderen Krankheitszustandes, bei welchem auch die Atmung die Herztätigkeit, und zwar die Füllung des Herzens in paradoxer Weise behindert, bildet der Zwerchfelltiefstand bei beträchtlicher Enteroptose.

Fall 6.

Die Kurve in Abb. 31 wurde bei einem Kranken mit Enteroptose, der seit 15 Jahren über Herzklopfen und später auch über Atemnot, besonders bei Anstrengung, klagte, geschrieben. In den letzten zwei Jahren verschlimmerten sich diese Beschwerden; Husten und Auswurf traten hinzu. Aus der Krankengeschichte seien folgende kurze Notizen erwähnt:

Patient J., magerer aber muskulöser 56jähriger Mann; zyanotische Lippen, stark gefüllte Halsvenen, welche bei der Inspiration noch stärker anschwellen. Keine Ödeme. Der rigide Thorax wird mittelst aller auxiliären Atemmuskeln bei der Inspiration gehoben. Die unteren Lungengrenzen sind vorne und hinten sehr tief mit geringer respiratorischer Verschieblichkeit. Auch die Auskultationsstellen der schwachen, jedoch reinen Herztöne sind gegenüber der Norm um einiges tiefer zu finden. In Scrobiculo cordis unter dem Proc. xyphoides sterni fühlt man das pulsierende Herz deutlich. Zeichen von Perikarditis oder sonst einer Affektion des Herzens fehlen vollkommen. Röntgenoskopisch ist der Tiefstand des Zwerchfells sehr deutlich; die Unterstützung des Herzens durch dasselbe ist ohne weiteres als ungenügend zu erkennen. Bei der Inspiration rückt das sich kontrahierende Zwerchfell noch tiefer, so daß man den Eindruck hat, als ob man zwischen Herz und Diaphragma hindurchsehen könne.

Dieser Befund läßt es verständlich erscheinen, daß der Zug an den großen Gefäßen im Inspirium zunimmt, die Zufuhr des Blutes zum Herzen aus den Venen dadurch behindert wird — welche deshalb bei der Einatmung anschwellen, was an den Halsvenen zu sehen ist —

und die Füllung der Arterien schlechter wird — *Pulsus paradoxus* (Abb. 31).

Es ist dabei noch zu bedenken, daß das Zwerchfell bei seiner Zusammenziehung den Herzbeutel mit hinunterzieht und dieser dadurch röhrenförmig in die Länge gezogen wird. Dabei umschließt das Perikard das Herz viel enger und es ist leicht vorstellbar, daß dadurch die diastolische Erweiterung desselben beeinträchtigt wird[3]).

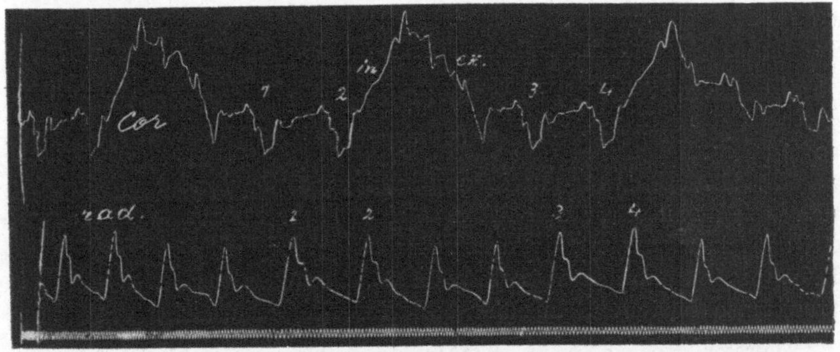

Abb. 31. Pat. J. Pulsus paradoxus mechanicus bei Zwerchfelltiefstand.

Röntgenoskopisch war feststellbar, daß durch die Anwendung einer Glénardschen Binde der Stand des Diaphragmas höher, das Herz besser unterstützt und der Herzschatten deshalb breiter wurde. Auch besserte sich der Zustand des Patienten wesentlich durch diese Therapie; Dyspnoe, Zyanose, Überfüllung der Venen verschwanden, die Kreislaufstörung wurde beseitigt.

Es kann dies wohl als Beweis für die Besserung der Herztätigkeit durch Beseitigung des ungünstigen Zwerchfellstandes angesehen werden.

Wohl sehr selten sind derartig hochgradige Anomalien des Thoraxskelettes, daß sie die Bedingungen für einen *mechanischen Pulsus paradoxus* darstellen. Gewöhnlich ist ja in solchen Fällen die Herzstörung eine sekundäre und betrifft — da die unmittelbare Ursache die Erschwerung des Lungenkreislaufes ist — vor allem das rechte Herz, wie es für die Kyphoskoliose etwas ganz typisches ist.

---

[3]) Das gegenseitige Verhalten des Diaphragma, des Herzens und des Perikards bei der Röntgendurchleuchtung lassen nach einer mündlichen Mitteilung, welche ich Herrn Doz. K. Hitzenberger, Assistent der I. med. Klin., verdanke, diese Erklärungsmöglichkeit plausibel erscheinen.

Fall 7.

Eine ungewöhnlich starke Verbildung des Thorax, welche mit einem *Pulsus paradoxus mechanicus* einherging, gelangte in jüngster Zeit auf der Herzstation der I. med. Klinik in Wien zur Beobachtung. Es handelte sich um den 15jährigen schwächlichen, unterentwickelten Knaben P. M., der seit seinem 10. Lebensjahre herzkrank war. Der kleine Patient hatte in den letzten fünf Jahren einige Attacken von Gelenksrheumatismus und Endokarditis mitgemacht. Seit einigen Monaten waren die Herzbeschwerden, besonders Atemnot und Herzklopfen bei Bewegungen, so stark, daß der Kranke andauernd bettlägerig war.

Bei der Aufnahme wurde ein kombinierter Herzfehler konstatiert; es schienen Mitral-, Aorten- und Trikuspidalklappen beteiligt zu sein; im Vordergrund stand die Insuffizienz der Mitralklappen. Auffallend war das Mißverhältnis zwischen der Herzgröße und dem Thorax; man hatte unmittelbar den Eindruck, als ob der Thorax für dieses Herz viel zu klein wäre (vgl. Orthodiagramm Abb. 32). Im folgenden seien die Daten des Aufnahmestatus, soweit sie sich auf den Thorax und die Brustorgane beziehen, ausführlicher wiedergegeben.

Thorax: Fossae supra- et infraclaviculares ziemlich stark eingezogen. Wirbelsäule zeigt eine ganz geringe Kyphose im Brustabschnitt und eine Skoliose nach rechts. Wirbelsäule nicht klopfempfindlich. Thorax asymmetrisch; auffallend starke Vorwölbung der linken vorderen Thoraxhälfte im unteren Abschnitte bis zum VI. I. C. R. und leichte Einziehung der tiefergelegenen Partien. Rechts vorne ist der obere Anteil des Thorax erheblich flacher als links, bis zum VI. I. C. R. Die Einziehung der untersten Partien ist rechts viel stärker. Pulsationen des ganzen Thorax bis zur Höhe des VI. I. C. R. links; rechts pulsieren nur die dem Sternum benachbarten Teile bis zur VI. Rippe. Sehr kräftige Pulsationen im Epigastrium.

Atmung: Nicht beschleunigt; die rechte Thoraxhälfte ist an der Atmung stärker beteiligt als die linke; die unteren Thoraxpartien werden bei der Inspiration sehr stark eingezogen.

Lungen: Untere Lungengrenze hinten in der Höhe des XI. B. W. D.; respiratorische Verschieblichkeit gering. Der Schall ist hinten über der linken Spitze leiser als über der rechten; paravertebral ist in der Höhe des VI. B. W. D. rechts eine Schallverkürzung gegenüber links.

Untere Lungengrenze vorne rechts unterhalb der VI. Rippe; respiratorische Verschieblichkeit gering. Vorne ist der Schall über der rechten Spitze leiser als über der linken. Das Atemgeräusch ist durch die Herzgeräusche fast über dem ganzen Thorax verdeckt. Rasseln ist nicht zu hören; stellenweise, so z. B. über der linken Spitze und rechts hinten unten, wird das Inspirium im Rhythmus der Herzaktion unterbrochen.

Herz: Spitzenstoß nicht deutlich abgrenzbar. Systolisches Schwirren im VI. I. C. R. rechts zwischen Medioklavikular- und vorderer Axillarlinie. Die Herzkontraktionen sind in der Vorwölbung des linken Thorax genau zu verfolgen. Die Gegend des Spitzenstoßes wird in der Systole eingezogen.

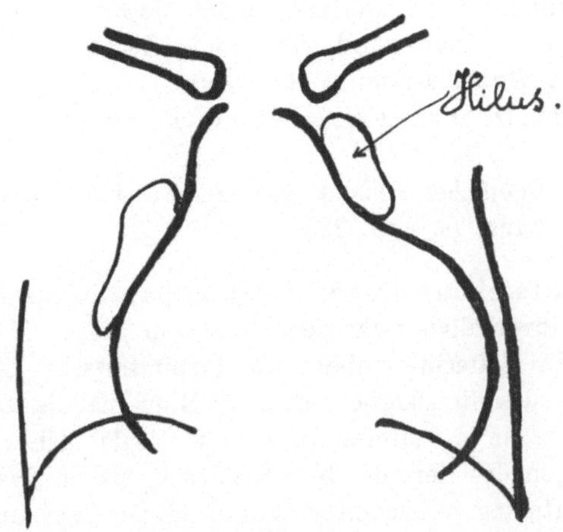

Abb. 32. Pat. P. M. Orthodiagramm. 1/4 der natürl. Größe.

Perkussion: Wegen der abnormen Thoraxkonfiguration ist die Perkussion sehr schwer durchzuführen. Links reicht die Herzdämpfung bis in die vordere Axillarlinie. Herz mitral konfiguriert.

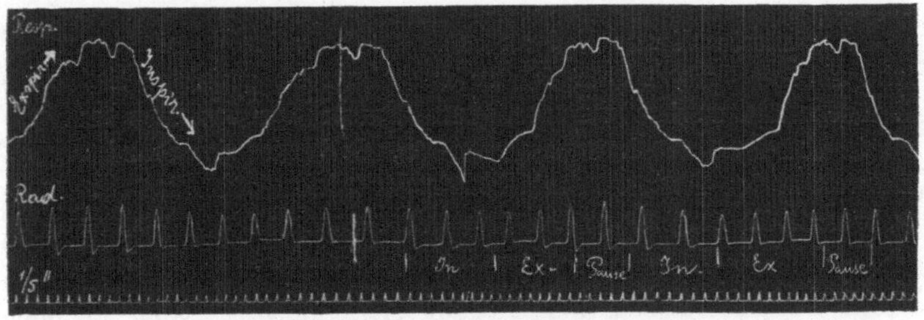

Abb. 33. Pat. P. M. Pulsus paradoxus mechanicus.

Auskultation: Über der Spitze ziemlich lauter I. Ton, lautes, scharfes systolisches Geräusch, dumpfer II. Ton, kurzes diastolisches Geräusch. Über der Pulmonalis systolisches Geräusch und sehr lauter II. Ton. Über der Aorta systolisches Geräusch und paukender II. Ton. Über dem Sternum in der Höhe des Ansatzes der III. Rippe ein systolisches fauchendes Geräusch, ziemlich lauter II. Ton und leises gießendes diastolisches Geräusch. Rechts vorn über dem unteren Anteil des Sternums ist das systolische Geräusch stärker und ist ganz scharf und hat musikalischen Beiklang im Epigastrium. Das systolische Geräusch und der II. Ton sind über dem ganzen Thorax, auch in der rechten Axilla, sehr deutlich zu hören.

Röntgenbefund: Mitral konfiguriertes Herz; linker Ventrikel fast bis an die laterale Thoraxwand reichend; Rechtsverbreiterung; große Hilusschatten (s. Orthodiagramm Abb. 32).

Puls: Frequenz zirka 100; seltene Extrasystolen; symmetrisch, etwas celer.

Pulskurve: Deutlicher *Pulsus paradoxus mechanicus*, **größter** Puls fällt in die Atempause (s. Abb. 33).

Für die Entstehung dieses Pulsus paradoxus kam in diesem Falle nur das Mißverhältnis zwischen dem sehr großen Herzen und dem engen Thorax in Betracht, wobei die inspiratorische Einziehung der unteren Partien des Brustkorbes dieses Mißverhältnis noch steigerte. Übrigens machten die in den einzelnen I. C. R. deutlich sicht- und fühlbaren Bewegungen des Herzens den Eindruck, als ob das Herz infolge der mit der Einatmung verbundenen Änderung der Voussure gegen einen stärkeren Widerstand von seiten der Thoraxwand ankämpfen müßte.

Der Anblick des kleinen Patienten mit der starken inspiratorischen Einziehung und Verkleinerung der unteren Abschnitte des Brustkorbes mußte uns wohl auf den Gedanken bringen, daß die rationelle Behandlung hier nur eine Thorakotomie sein könnte, welche geeignet wäre, die Umklammerung des Herzens durch die Rippen zu beseitigen.

Es erinnerte dieser Fall an MORISONS[4]) Patienten mit einem Cor bovinum ohne Verwachsungen, der an schweren anginösen Zuständen litt. Auch dort schien der verfügbare Raum für das Herz zu klein zu sein und MORISON hatte angenommen, daß dies der Grund für die Beschwerden des Patienten sein könnte. Er nahm eine „Thoracostomy" vor, worauf die anginösen Zustände mit einem Schlage verschwanden.

Mit Rücksicht auf die große Hinfälligkeit und den schweren Klappenfehler konnte bei unserem Patienten ein operativer Eingriff überhaupt nicht in Frage kommen. Der Patient starb übrigens, kurz nachdem er die Klinik verlassen hatte.

Bildete für uns das Vorhandensein des *mechanischen Pulsus paradoxus* in diesem Falle den Beweis, daß ein mechanisches Hindernis für die Tätigkeit des Herzens infolge der Atmung vorlag und wies es uns die Richtung bei unseren therapeutischen Überlegungen, so stellt der nunmehr zu besprechende Fall ein Gegenstück hiezu dar.

[4]) A. Morison, The Lancet, July 4th, 1908.

Bei einer Kranken mit chronischer Mediastinitis ergab sich die Frage, ob von einer Operation (Kardiolyse) eine Verbesserung der Bedingungen für die Funktion des Herzens erwartet werden könnte.

Fall 8.

Patientin S. P., 23 Jahre alt, kam vor drei Jahren zum ersten Male in Behandlung. Sie klagte besonders über Herzklopfen, Magenbeschwerden, Gefühl der Völle im Oberbauch und leichte Schwellungen der Beine.

Objektiver Befund: Hautfarbe und Sklerae subikterisch. Normaler Lungenbefund. Herz nach beiden Seiten vergrößert mit ausgesprochener Mitralform; über der Spitze unreiner I. und lauter II. Ton; über der Pulmonalis II. Ton sehr laut; keine Geräusche. Leber stark vergrößert; doppelter Leberpuls. Geringe Knöchelödeme. Puls 110, rhythmisch, äqual.

Die Diagnose war zweifelhaft; es kam vor allem ein dekompensierter Mitralfehler in Betracht, doch war das Krankheitsbild für diese Annahme recht atypisch.

Nach einem Jahre stellt sich die Patientin wieder vor. Digitalisbehandlung hatte wenig Erfolg gehabt, aber nach Ruhekur war die Leberschwellung zurückgegangen, der Leberpuls nicht mehr so deutlich und der II. Pulmonalton viel weniger laut.

Sechs Monate später tritt Vorhofflimmern ein, das durch Chinidin prompt beseitigt werden konnte.

Auch jetzt konnte keine genauere Diagnose gestellt werden, bis es endlich nach einem weiteren Jahre klar wurde, worum es sich handelte. Es war dann ein typisches Brustkorbphänomen, eine enorme Lebervergrößerung und Aszites feststellbar. Der röntgenoskopische Befund war folgender: Lungenfelder wenig durchsichtig und durchsetzt von streifenförmigen Schatten, welche von den stark vergrößerten Hilusschatten ausstrahlen und in deren Verlauf sich in beiden Lungen knotenförmige Verdichtungen zeigen; Zwerchfell sehr hochgedrängt.

Es handelte sich offenbar um eine chronische, beiderseits vom Hilus ausgehende fibröse Lungentuberkulose und Mediastinitis. Fraglich blieb, ob die Entzündung des Mediastinums auch auf das Perikard übergegriffen hatte und ob damit Adhäsionen zwischen Herz und Mediastinum als Ursache für die Kreislaufstörung in Betracht zu ziehen wären. Es wurden nun alle Hilfsmittel, welche gestatten, diese Frage zu entscheiden, herangezogen.

Ein *Pulsus paradoxus* war weder palpatorisch wahrnehmbar, noch ergab die graphische Registrierung hiefür einen Anhaltspunkt (s. Abb. 34).

Das Kardiogramm war positiv und verhielt sich auch sonst nicht so wie bei Mediastino-Perikarditis (s. Abb. 35). Es zeigte ein Höherrücken des Ausgangsniveaus — als Ausdruck einer inspiratorischen

Erweiterung des Thorax — und ferner ein Kleinerwerden der Ausschläge des Spitzenstoßes — ein Beweis dafür, daß bei der Inspiration Herz und Brustwand voneinander entfernt wurden. (Abb. 34.)

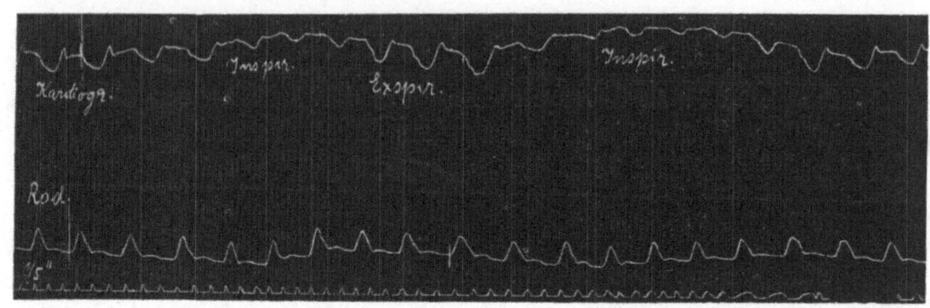

Abb. 34. Pat. S. P. Radialpuls und Kardiogramm.

Diese Tatsachen ließen uns, wenn wir den Fall 9 zum Vergleich heranzogen, eine mechanische Behinderung des Herzens durch die Atmung ausschließen und wir glaubten uns zur Annahme berechtigt, daß keine Adhäsionen das Herz an die Brustwand und die

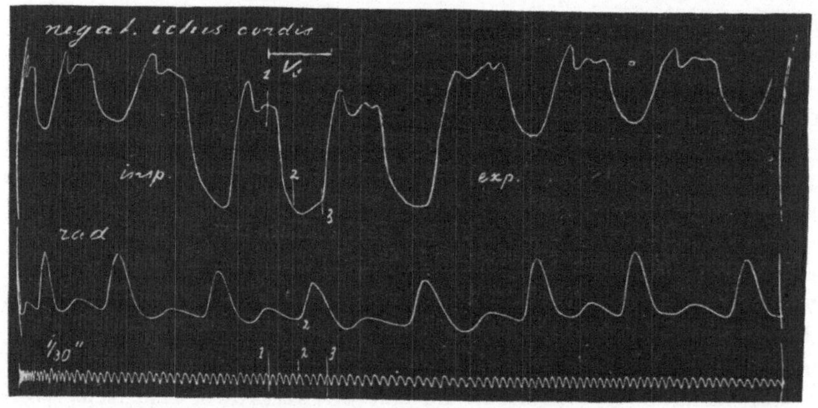

Abb. 35. Negatives Kardiogramm und Pulsus paradoxus mechanicus bei adhäsiver Mediastino-Perikarditis. (Nach Wenckebach.)

Nachbarorgane fixierten. Infolgedessen konnten wir von einem Eingriff nach Art der Kardiolyse eine günstige Beeinflussung nicht erwarten.

Fall 9.

Dem vorigen Fall steht die typische schwielige Mediastino-Perikarditis gegenüber. Die Kurve in Abb. 35 stammt von dem bekannten WENCKEBACHSCHEN Fall[5]), der einen ausgesprochenen *Pulsus paradoxus mechanicus* zeigt und bei dem das negative Kardiogramm im Inspirium die größten Ausschläge und ein Tieferrücken der Grundlinie aufweist, als Beweis dafür, daß die Adhäsionen das Herz mit der Brustwand fixierten und während der Atmung die Herztätigkeit behinderten. Dieser Fall wurde bekanntlich durch Kardiolyse weitgehend gebessert.

Zusammenfassend ist also aus den letzten drei Fällen ersichtlich, daß nicht nur das Vorhandensein, sondern auch das Fehlen eines *Pulsus paradoxus* einen ganz besonderen Wert für die Diagnostik und die therapeutische Indikationsstellung hat. Während im ersten Falle, in dem keine Perikarditis oder adhäsive Affektionen im Thorax vorlagen, der Befund des *mechanischen Pulsus paradoxus* die Annahme einer mechanischen Behinderung der Herztätigkeit während der Atmung nahelegte und eine gewissermaßen kausale, operative Therapie in Betracht ziehen ließ, deutete im zweiten Falle das Fehlen dieses Symptoms darauf hin, daß hinsichtlich der Herztätigkeit von einem operativen Eingriff ein günstiger Erfolg nicht zu erwarten wäre. Im dritten Falle war das Verhalten des Pulses und des Kardiogramms wegweisend für die Therapie, die tatsächlich den erwarteten Erfolg zeitigte.

Zum Schluß sei noch ein Fall erwähnt, bei dem sich deutlich zeigt, wie wichtig die scharfe Trennung von respiratorischer Arrhythmie und Pulsus paradoxus ist.

Fall 10.

Der 16jährige Patient H. S. war vor einem Jahre an der Klinik wegen akuter Endo- und Perikarditis in Behandlung gewesen. Er stellte sich nunmehr zur Nachuntersuchung vor und es wurde bei ihm eine Mitralinsuffizienz festgestellt. Obwohl der klinische Befund keinerlei Zeichen einer Herzbeutelverwachsung bot — Lungenbefund war völlig negativ; die Verschieblichkeit des Herzens zeigte bei der klinischen Untersuchung keine Einschränkung —, so machte doch eine Inäqualität des Pulses im Sinne eines *mechanischen Pulsus paradoxus* bei anscheinend rhythmischer Herzaktion die Annahme von Adhäsionen wahrscheinlich. Nun zeigte aber die Registrierung des Pulses und der Atmung (s. Abb. 36), daß die Inäqualität durch eine respiratorische Arrhythmie bedingt war, daß also von einem *Pulsus paradoxus* keine Rede sein könne. Der Röntgenbefund gab nicht den geringsten Anhaltspunkt für die Annahme von Verwachsungen und da auch der

---

[5]) K. F. Wenckebach, Brit. med. Journ. 1907, vol. I, 1, p. 63.

Zustand des Kreislaufes ein durchaus befriedigender, der Klappenfehler vollständig kompensiert war, hielten wir uns berechtigt, auf eine restlose

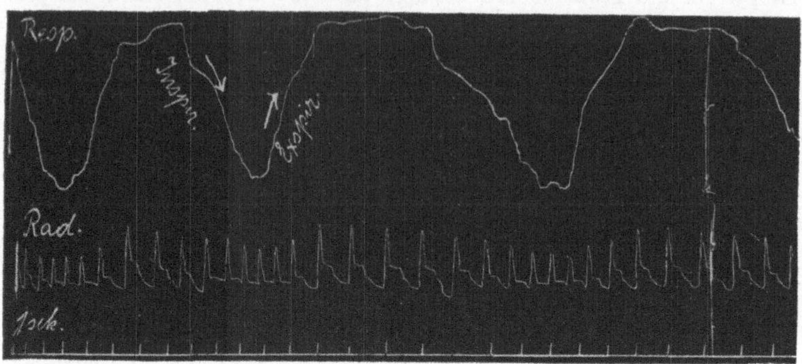

Abb. 36. Pat. H. S. Respiratorische Arrhythmie.

Heilung der Perikarditis zu schließen und die Prognose relativ günstig zu stellen.

An den ausführlicher besprochenen Fällen zeigten wir, welche Schlüsse im Einzelfalle das Vorhandensein, eventuell auch das Fehlen eines *Pulsus paradoxus* zuläßt, und welche praktische Bedeutung die Berücksichtigung des Phänomens in engem Zusammenhang mit anderen Symptomen für die Diagnostik, Prognose und therapeutische Indikationsstellung gewinnen kann.

VI. Schlußfolgerungen.

Wir versuchten in unseren Ausführungen darzulegen, daß „*Pulsus paradoxus*“ kein einheitlicher Begriff ist. Es sind mehrere Typen zu unterscheiden, welche sphygmographisch wohl charakterisiert sind. Für die Entstehung jeder einzelnen Art kommt eine Anzahl verschiedener pathologischer Zustände in Betracht. Daß die Bedeutung und der Wert dieser verschiedenen Formen des *Pulsus paradoxus* sehr divergieren müssen, ist deshalb ohne weiteres klar.

Es sind hiedurch aber auch die weitgehenden Meinungsverschiedenheiten in der Literatur erklärlich. Von einigen Autoren wurde das Phänomen nämlich als ein sehr wichtiges Symptom, von anderen als eine ganz belanglose Erscheinung hingestellt. Durch graphische Registrierung und genaue Analyse, vereint mit sorgfältiger klinischer Beobachtung ist die Ursache dieser Meinungsverschiedenheiten zutage getreten. Dadurch ist es verständlich, daß man in dieser Diskussion aneinander vorbeireden mußte, weil den divergierenden Auffassungen verschiedene Phänomene und verschiedene Zustände zugrunde lagen. Daß auch jetzt noch keine Einheitlichkeit in den Anschauungen der Kliniker über dieses Phänomen herrscht, beweist selbst die jüngste Literatur. (R. SCHMIDT, CURSCHMANN.) LEWIS[1]) geht sogar so weit, den *Pulsus paradoxus* zu bezeichnen als "the usual and physiological reaction of blood-pressure to breathing in the resting subject" und glaubt noch hinzufügen zu müssen: "The erroneous categorization of such natural phenomena is brought about by a faulty habit of mind, which is content to associate symptoms and signs with particular diseases, without attempting further to analyse causation*)."

Der *Pulsus paradoxus* ist immer eine bemerkenswerte Erscheinung und in vielen Fällen ist das Vorhandensein, gelegentlich auch das Fehlen desselben, ein für die Klinik wertvolles Symptom.

Es muß aber betont werden, daß ihm nicht der absolute Wert eines pathognomonischen Zeichens beigemessen werden darf. Jede Form des paradoxen Pulses kommt bei verschiedenen Zuständen vor und kann auf verschiedene Ursachen hinweisen. Es ist die Aufgabe des Klinikers,

---

[1]) Th. Lewis, Brit. med. Journ., April 26, 1924, p. 737.

*) Im Original nicht gesperrt gedruckt.

in jedem Einzelfalle individuell den Befund eines *Pulsus paradoxus* im Zusammenhang mit den anderen Symptomen zu deuten und zu verwerten. Es wäre genau so wenig gerechtfertigt, aus dem Auftreten eines *mechanischen Pulsus paradoxus* auf eine *Mediastino-Pericarditis adhaesiva* zu schließen, wie z. B. aus dem Vorhandensein einer Bradykardie einen Typhus abdominalis zu diagnostizieren.

Die oben ausgeführte Einteilung in drei Grundtypen und die Feststellung der sphygmographischen und klinischen Charakteristika der einzelnen Formen machen es uns möglich, den *Pulsus paradoxus* in seinen verschiedenen Typen praktisch am Krankenbett als Symptom zu verwenden.

Noch ein Wort zur Frage der Nomenklatur.

Wir zeigten, daß man öfters das Problem des *Pulsus paradoxus* durch die Wahl eines anderen Namens zu lösen versucht hat; bei vielen Autoren erregte das „paradox" Anstoß. (SOMMERBRODT, REICHMANN, ORTNER, MÜNZER, BARR, LEWIS, SAHLI, R. SCHMIDT, CURSCHMANN, JULIUS BAUER u. v. a.) In diesem Punkt stimmen wir DE VRIES REILINGH völlig bei, daß die Gründe, welche KUSSMAUL zur Wahl der Bezeichnung „*Pulsus paradoxus*" veranlaßt haben, noch heute in Geltung sind.

KUSSMAUL hat diese Pulsart deshalb „paradox" genannt, weil man, während der Puls inspiratorisch kleiner wird, ja sogar verschwindet, bei der Auskultation keine Änderung der Herztätigkeit wahrnimmt und „weil der Puls trotz anscheinender Unregelmäßigkeit in Wirklichkeit ein in regelmäßiger Wiederkehr aussetzender oder kleiner werdender ist". KUSSMAUL wollte also mit dieser Bezeichnung nicht etwa einen Gegensatz zu dem normalen Verhalten des Pulses bei der Atmung ausdrücken, sondern damit auf das auffallende Phänomen des kleinerwerdenden, resp. aussetzenden Pulses bei regelmäßiger, auskultatorisch ganz unveränderter Herzaktion hinweisen und auch darauf, daß diese Pulsunregelmäßigkeit doch wieder regelmäßig auftritt. Und so betrachtet ist diese Bezeichnung auch jetzt noch vollkommen berechtigt!

Übrigens sollte die Pietät für KUSSMAUL und seine klassische Schilderung und der historische Wert einer Bezeichnung — von der doch schließlich jeder weiß, was damit gemeint ist — für das Beibehalten des Namens „*Pulsus paradoxus*" maßgebend sein. Zusätze, wie die von WENCKEBACH eingeführten: „*mechanisch*", „*dynamisch*" und „*extrathorakal*", charakterisieren den Befund im Einzelfalle völlig eindeutig und ergänzen die Nomenklatur, indem sie der neueren Auffassung des Phänomens Rechnung tragen, in prägnanter Weise.

VII. Literaturverzeichnis.

1. J. Barr: On Pulsus paradoxus. Liverpool Medico-Chirurgical Journal, July 1900, Liverpool Medico-Chirurgical Journal, March 1901.

2. J. Barr: The Circulation viewed from the periphery. British medical Journal 1906, vol. II, 1, p. 407.

3. J. Barr: The effects of respiration on the circulation and the pulsus paradoxus vel inspiratione intermittens. British medical Journal 1907, vol. I, 2, p. 913.

4. Barry: Recherches sur les causes du mouvement du sang dans les veines. Thèse de Paris, 1827.

5. J. Bauer: Die Krankheiten des Herzbeutels: Über schwielige Mediastino-Pericarditis und über den Pulsus paradoxus. Handbuch der speziellen Pathologie und Therapie, herausgegeben von Dr. H. v. Ziemssen 1876, Bd. VI, S. 599.

6. Julius Bauer: Die konstitutionelle Disposition zu inneren Krankheiten, 1917, S. 308.

7. Ch. Bäumler: Über inspiratorisches Aussetzen des Pulses und den Pulsus paradoxus. Deutsches Archiv für klinische Medizin, 1874, Bd. 14, S. 455.

8. P. Binda: Le pouls paradoxal préagonique. Pensiero Medico, Milan 1923, No 12, Refer.: Archives des maladies du cœur 1924, p. 538.

9. E. Boehr: Über einen zweiten Fall von Pulsus paradoxus infolge von Perikarditis ohne Mediastinitis. Berliner klinische Wochenschrift 1883, Nr. 13.

10. L. Brauer: Die Kardiolysis und ihre Indikationen. Archiv f. klinische Chirurgie, 1903, Bd. 71, S. 259.

11. L. Brauer: Untersuchungen am Herzen. Verhandlungen des XXI. Kongresses für innere Medizin 1904.

12. Edw. M. Brockbank: Pulsus paradoxus in acute Laryngitis. British medical Journal 1893, p. 1314.

13. Brugsch: Pericarditis, Mediastino-Pericarditis oder Pericarditis adhaesiva externa. Eulenburgs Real-Enzyklopädie der gesamten Heilkunde, 1910, 4. Aufl., Bd. XI, S. 496.

14. Brugsch u. Schittenhelm: Lehrbuch klinischer Untersuchungsmethoden 4. Aufl., 1918.

15. W. J. Calvert: Pulsus paradoxus in pericarditis with effusion. The Journal of American Association 1907, vol. I, 2, p. 1168.

16. Chavigny: Péricardite avec épanchement, pouls paradoxal. Paris médical, 1917, p. 219.

17. E. Cimler: Über Pulsus differens. Wiener medizinische Presse 1897, Nr. 19. S. 592.

18. Cloetta: Über die Zirkulation in der Lunge und deren Beeinflussung durch Über- und Unterdruck. Archiv für Experimentelle Pathologie und Pharmakologie 1911, Bd. 66, S. 409.

19. H. Curschmann: Über den konstitutionellen „Pulsus paradoxus“. Medizinische Klinik 1922, Nr. 48, S. 1507.

20. H. Curschmann: Eine Modifikation der Herzbeutelpunktion. Therapeutische Monatshefte, Mai 1922 (Fußnote).

21. Norman Dalton: Case of pulsus paradoxus probably due to chronic mediastinal cellulitis, with pericardial adhesions. Transactions of the Clinical Society of London, 1899, vol. 32, p. 277.

22. D. Danielopolu et V. Danulesco: Modifications respiratoires du thrill et pouls paradoxal unilatéral, dans l'aneurysme artério-veineux de la sous-clavière. Archives des maladies du cœur 1917, p. 13.

23. Desnos: Mediastino-péricardite calleuse. Progrès médical 1881, Nr. 17.

24. E. Edens u. W. Forster: Zur Diagnose der Herzbeutelverwachsungen. Deutsches Arch. f. klinische Medizin 1914, Bd. 115, S. 290.

25. W. Edgecombe: Disappearance of the radial pulses during deep inspiration. British medical Journal 1920, vol. II, p. 890.

26. A. W. Falconer and J. M. Mc Queen: Observations on inspiratory diminution of the pulse (pulsus paradoxus). The Quarterly Journal of Medicine 1914/15, vol. VIII, p. 38.

27. Jos. Fischl: Eine seltene Komplikation der Lungenphthise. Prager medizinische Wochenschrift 1877, 20/23.

28. Jos. Fischl: Ein Beitrag zur Sphygmographischen Untersuchung des Pulses. Prager medizinische Wochenschrift 1879, Nr. 47, 48, 49, 50, 52.

29. Flack, Hill and McQueen: Proceedings Royal Society London 1914, ser. B LXXXVII, p. 344.

30. W. v. Forster: Beitrag zur Diagnose der Herzbeutelverwachsungen. Inaug.-Dissert., München 1914.

31. A. W. Fox: Case of indurated Mediastino-Pericarditis. The British medical Journal 1877, vol. II, p. 470.

32. Fr. Franck: Influences respiratoires exagérées, déterminant le pouls, dit paradoxal. Gazette médicale de Paris 1878, Nr. 50.

33. Fr. Franck: Sur la valeur diagnostique des modifications du pouls en rapport avec les mouvements de la respiration. Gazette hebdomadaire de médecine et de chirurgie, tome XVI, 1879, p. 49.

33a. Fr. Franck: Influence de la respiration sur le pouls des artères périphériques dans les cas d'aneurysme de l'aorte et de persistence du canal artériel. Gazette hebdomadaire de médecine et de chirurgie, tome XV, 1878, p. 765.

34. A. Fraenkel: Demonstration im Verein für Innere Medizin, 20. Juni 1877. Zitiert nach Reichmann.

35. N. Friedreich: Zur Diagnose der Herzbeutelverwachsungen. Virchows Archiv, Bd. 29, 1864, S. 310.

36. E. Fritz: Un mot sur l'asystolie due à la suffocation laryngée. Gazette hebdomadaire de médecine et de chirurgie, 1861.

37. F. Gaisböck: Klinische Untersuchungen über das Aussetzen des Pulsus bei tiefer Atmung (Pulsus inspiratione intermittens) und bei forcierter Muskelaktion. Deutsches Archiv f. klinische Medizin 1913, Bd. 110, S. 506.

38. H. W. Gauchat and L. N. Katz: Observations on pulsus paradoxus (with special reference to pericardial effusions). Archives of Internal Medicine, March 1924, vol. 33, pp. 350, 370.

39. R. Geigel: Lehrbuch der Herzkrankheiten. 1920.

40. S. Gemell: Case of tubercular pericarditis with double pleurisy and large effusion: pulsus paradoxus. Glasgow medical Journal, Febr. 1895.

41. Gendrin: Vorlesungen über Herzkrankheiten (aus dem Französischen von Dr. G. Krupp), 1843, S. 360.

42. C. Gerhardt: Der Kehlkopfcroup. Tübingen 1859.

43. C. Gerhardt: Pulsus paradoxus einer Seite; ungleiche Pulszahl der Armarterien. Berliner klinische Wochenschrift 1897, S. 1.

44. C. Gerhardt: Zweite Mitteilung. Berliner klinische Wochenschrift 1897, Nr. 14.

45. W. Graeffner: Pulsus paradoxus bei eitriger Perikarditis und doppelseitiger Pleuropneumonie. Berliner klinische Wochenschrift 1876, Nr. 27, S. 386.

46. F. M. Groedel: Beobachtungen über den Einfluß der Respiration auf Blutdruck und Herzgröße. Zeitschrift für klinische Medizin 1910, Bd. 70, S. 47.

47. Halpern: Über das inspiratorische Aussetzen des Pulses. Dissert. inaug. Berlin 1877.

48. Th. Harris: Indurative Mediastino-Pericarditis, London 1895, p. 62.

49. Th. Harris: On the pulsus paradoxus with special reference to its occasional occurrence on one side only. The Lancet 1899, vol. I, 2, p. 1072.

50. C. Hasse: Die Mündungen der Lebervenen vor und nach der Geburt — ein weiterer Beitrag zur Lehre von dem Einfluß der Atmung auf die Organe. Archiv f. Anatomie 1907, S. 209.

51. J. Hay: Two cases of pulsus paradoxus. The Lancet 1900, p. 535.

52. J. Hay: Reversed pulsus paradoxus due to aneurysm of the aortic are. The Lancet 1901, April 27th.

53. E. Hering: Über den Einfluß der Atmung auf den Kreislauf. K. Akademie der Wissenschaften in Wien, 1871, Bd. 60, 64.

54. O. Hess: Über Stauung und chronische Entzündung in der Leber und den serösen Höhlen — eine klinisch-experimentelle Studie. Habilitationsschrift. 1902. S. 31.

55. A. W. Hewlett: A unilateral paradoxical pulse. Journal of American Association 1905, No. 19, p. 1405.

56. Aug. Hoffmann: Lehrbuch der funktionellen Diagnostik und Therapie der Erkrankungen des Herzens und der Gefäße, 2. Aufl., 1920.

57. E. Hoke: Experimentelle Untersuchungen über den Pulsus paradoxus. Wiener klinische Wochenschrift 1912, S. 998.

58. G. Holzknecht u. L. Hofbauer: Beobachtungen über den Einfluß der Respiration auf Blutdruck und Herzgröße. Bemerkungen zur gleichnamigen Arbeit Groedels. Zeitschrift für klinische Medizin 1910, Bd. 70, S. 358.

59. G. Holzknecht u. L. Hofbauer: Respiratorische Größenschwankungen des Herzschattens. Zur Physiologie und Pathologie der Atmung. Mitteilungen aus dem Laboratorium für radiologische Diagnostik und Therapie im Allgemeinen Krankenhaus in Wien, 1907, 2. Heft.

60. J. L. Hoorweg: Über die Blutbewegung in den menschlichen Arterien. Pflügers Archiv 1890, Bd. 46, S. 115.

61. F. Hoppe: Über einen Fall von Aussetzen des Radialpulses während der Inspiration und die Ursachen dieses Phänomens. Deutsche Klinik 1854, Nr. 3, Bd. VI, S. 33.

62. H. Huchard: Traité clinique des maladies du cœur et de l'aorte, 1903, 3e éd., tome III, 1er fascicule, p. 160.

63. Janowski: Pulsstudien. Volkmanns Sammlungen klinischer Vorträge, Nr. 192/3. 1897.

64. Jürgensen: Croupöse Pneumonie. Tübingen 1883, S. 244.

65. A. Keith: Abstract of the Hunterian Lectures on the evolution and action of certain muscular structures of the heart. The Lancet 1904, vol. I, 1, p. 555.

66. F. Kipp: Ein Fall von schwieliger Mediastino-Pericarditis. Dissert. inaug. praes. von Ziemssen. München 1875.

67. Klemensiewicz: Über den Einfluß der Atembewegungen auf die Form der Pulskurven beim Menschen. Sitzungsbericht der Akad. d. Wissenschaften, 1876, III. Abt., Bd. 74, S. 487.

68. Ph. Knoll: Beiträge zur Kenntnis der Pulskurve. Archiv für experimentelle Pathologie und Pharmakologie, 1876, Bd. IX, S. 405.

69. L. Krehl: Pathologische Physiologie, Leipzig 1912.

70. L. Krehl: Die Erkrankungen des Herzmuskels und die nervösen Herzkrankheiten. Nothnagels Handbuch der speziellen Pathologie und Therapie, Bd. XV, 1913, 2. Aufl.

71. L. Krehl: Von Mehrings Lehrbuch der Inneren Medizin. Jena 1919.

72. A. Kußmaul: Über schwielige Mediastino-Perikarditis und den paradoxen Puls. Berliner klinische Wochenschrift 1873, Nr. 37, 38, 39.

73. L. Landois: Die Lehre vom Arterienpuls. Berlin 1872.

74. Th. Lewis: Studies of the relationship between respiration and blood-pressure. The Journal of Physiology, Cambr., 1908, vol. 37, p. 237.

75. Th. Lewis: Studies of capillary pulsation — Sidney Ringer Lecture. The British medical Journal of April 26th, 1924, p. 737.

76. Th. Lewis: The mechanism and graphic registration of the heart beat. London 1920.

77. F. Lommel: Klinische Beobachtungen über Herzarhythmie. Deutsches Archiv für klinische Medizin 1902, Bd. 72, S. 214, 465.

78. M. Löwit: Über den Einfluß der Respiration auf den Puls des Menschen. Archiv für experimentelle Pathologie und Pharmakologie 1879, Bd. X, S. 412.

79. J. Mackenzie: The Study of the pulse. London 1902.

80. J. Mackenzie: Diseases of the heart. 3rd Ed. London 1914.

81. E. Maixner: Zwei Fälle von paradoxem Puls; Komplikation des ersten Falles mit Lähmung des linken Vagus. Prager Vierteljahrsschrift 1879, neue Folge, Bd. I, S. 87.

82. E. J. Marey: Physiologie médicale de la circulation du sang. Paris 1863.

83. M. Matthes: Lehrbuch der Differentialdiagnose innerer Krankheiten, 3. Aufl., 1922.

84. Matthieu: Bulletins et mémoires de la soc. anatom. 1882.

85. A. Morison: On Thoracostomy in heart disease. The Lancet, July 4th 1908.

86. Moritz: Methodisches und Technisches zur Orthodiagraphie. Deutsches Archiv für klinische Medizin, Bd. 81.

87. A. Müller: Jagič's Handbuch der allgemeinen Pathologie, Diagnostik und Therapie der Herz- und Gefäßkrankheiten, 1912.

88. E. Münzer: Die Pulsunregelmäßigkeiten mit besonderer Berücksichtigung des Pulsus respiratione irregularis und der Überleitungsstörungen. Zeitschrift für klinische Medizin 1912, Bd. 75, S. 253.

89. N. Ortner: Über Pulsus exspiratione intermittens. Exspiratio aneurysmatis pulsatione saccadata. Medizinische Klinik 1909, Nr. 16, 17, S. 575 u. 618.

90. P. K. Pel: Pulsus paradoxus. Nederl. Tijdschrift voor Geneeskunde 1878, Nr. 3.

91. P. K. Pel: De ziekten van hart en bloedvaten, 1920.

92. Petřina: Über Pulsus paradoxus bei Stenose der großen Luftwege. Prager medizinische Wochenschrift 1877, Nr. 12, S. 233.

93. C. Pezzi: Quelques signes périphériques dans la symphyse cardiaque (Le pouls de Griesinger-Kußmaul). Archives des maladies du cœur 1918, p. 201.

94. R. Radoničič: Das Krankheitsbild der chronischen fibrösen Mediastinitis nebst Beiträgen zur Klinik der Mediastino-Perikarditis und Concretio pericardii cum corde. Deutsche medizinische Wochenschrift 1911, Nr. 10, S. 449.

95. Ed. Reichmann: Die inspiratorische Verkleinerung des Pulsus (sogen. Pulsus paradoxus). Zeitschrift für klinische Medizin 1904, Bd. 53, Nr. XI, S. 112.

96. G. Riebold: Pulsus paradoxus sive inspiratione intermittens infolge Kompression der Subclavia zwischen Schlüsselbein und erster Rippe. Berliner klinische Wochenschrift. 1910, Nr. 33, S. 1542.

97. Fr. Riegel: Über die respiratorischen Änderungen des Pulses und den Pulsus paradoxus. Berliner klinische Wochenschrift 1876, Nr. 26, S. 369.

98. Fr. Riegel: Zur Symptomatologie der Stenosen der großen Luftwege. Berliner klinische Wochenschrift 1876, Nr. 47, S. 673.

99. Fr. Riegel: Ein neuer Sphygmograph. Breslau 1876.

100. Fr. Riegel: Über die Bedeutung der Pulsuntersuchung. Volkmanns Sammlung klinischer Vorträge, 1878, Nr. 144/145.

101. Fr. Riegel: Über Pulsus paradoxus. Deutsche medizinische Wochenschrift 1903, Nr. 20, S. 345.

102. Riegel und Tuczek: Zur Symptomatologie der Stenosen der großen Luftwege. Berliner klinische Wochenschrift 1878, Nr. 50.

103. Riegel und Tuczek: Zur Symptomatologie der Stenosen der großen Luftwege, Nachtrag. Berliner klinische Wochenschrift 1878, Nr. 52.

104. Fabio Rivalta: Su di un caso di mediastino-pericardite fibrosa con pleurite essudativa bilaterale e peripleurite. (Polso paradosso di Kussmaul) turgescenza paradossa delle gingliari e cianosi inspiratoria del volto. Dalla clinica medica generale di Firenze. Il Morgagni Maggio, 1887, p. 285. (Ref. Virchow und Hirsch, Jahresbericht XXII, Bd. II, S. 185.)

105. M. Roch et L. Campèche: Sur la coexistence de l'hippus respiratoire et du pouls dit paradoxal. Revue de médecine 1909, Nr. 8, 10 août.

106. E. Romberg: Krankheiten des Herzens und der Blutgefäße. 3. Auflage, 1921.

107. O. Rosenbach: Experimentelle Untersuchungen über die Einwirkung von Raumbeschränkungen in der Pleurahöhle auf den Kreislaufapparat und namentlich auf den Blutdruck, nebst Beobachtungen über Pulsus paradoxus. (Ein Beitrag zur Lehre von der Wirkung großer pleuritischer Ergüsse.) Virchows Archiv f. pathol. Anat. u. Physiol. u. f. klinische Medizin 1886, Bd. 105.

108. O. Rosenbach: Pericarditis externa, mediastino-pericarditis, Pulsus paradoxus. Eulenburgs Real-Enzyklopädie der gesamten Heilkunde, 3. Aufl., 1898, Bd. 18, S. 469ff.

109. Rosenstein: Zirkulationsapparat. Handbuch der speziellen Pathologie und Therapie, herausgegeben von Dr. H. v. Ziemssen, II. Aufl., 1879, Bd. VI, S. 58.

110. C. J. Rothberger: Lehrbuch der Herzkrankheiten von Sir James Mackenzie. Zweite deutsche Ausgabe, 1923.

111. H. Sahli: Lehrbuch der klinischen Untersuchungsmethoden, 6. Aufl., 1913, Bd. I, S. 150ff.

112. Rudolf Schmidt: Kardiovaskuläre Betriebsstörungen und Konstitution. Vorträge des I. ärztlichen Spezialkurses für Frauen- und Herzkrankheiten in Franzensbad, 21.—24. Sept. 1922, Nr. 10, S. 174.

113. J. Schreiber: Über den Einfluß der Atmung auf den Blutdruck in physiologischer und pathologischer Beziehung nach klinischen und experimentellen Untersuchungen. Archiv für experimentelle Pathologie und Pharmakologie 1879, Bd. 10, S. 19.

114. J. Schreiber: Die Wirkung des veränderten Luftdrucks in den Lungen auf den Blutkreislauf des Menschen. Archiv für experimentelle Pathologie und Pharmakologie 1880, Bd. 12, S. 168.

115. A. Schüller: Demonstration in der Gesellschaft der Ärzte in Wien, 5. Nov. 1915. Wiener klinische Wochenschrift 1915, S. 1243.

116. M. Semerau: Beitrag zur Lehre vom Pulsus paradoxus. Deutsches Archiv für klinische Medizin 1914, Bd. 113, S. 608.

117. B. Smith: Abstract of a clinical lecture on pericardial effusion with pulsus paradoxus. The British medical Journal 1888, vol. I, 1, p. 735.

118. J. Sommerbrodt: Gegen die Lehre vom Pulsus paradoxus. Berliner klinische Wochenschrift 1877, Nr. 42, S. 615.

119. Stricker: Pulsus paradoxus bei Pericarditis tuberculosa, aber ohne Mediastinitis. Charité-Annalen, 2. Jahrgang (1875) 1877, S. 295.

120. A. v. Strümpell: Lehrbuch der inneren Medizin, 1908.

121. Svoeichotow: Signification clinique du pouls paradoxal. Vratch-Gazette, St. Petersbourg 1908, Nr. 23. (Zit. nach Vaquez.)

122. J. Tandler: Topographische Anatomie dringlicher Operationen, 1916.

123. N. Ph. Tendeloo: Allgemeine Pathologie, 1919, S. 715.

124. H. C. Thacker: Über den Einfluß kardialer Stauung auf die Blutverteilung in den Organen. Deutsches Archiv für klinische Medizin, Bd. 97.

125. Ch. Thorel: Pathologie der Kreislauforgane. Ergebnisse von Lubarsch-Ostertag, XIV. Jahrg., II. Abt., 1910, S. 251.

126. R. Tigerstedt: Lehrbuch der Physiologie des Kreislaufes, 1893.

127. L. Traube: Gesammelte Beiträge zur Pathologie und Physiologie. Bd. II, S. 716 (Fußnote).

128. L. Traube: Pulsus paradoxus bei chronischer Perikarditis, aber ohne Mediastinitis. Die inspiratorische Erniedrigung des Pulses ist von einer Schwächung der Herztöne begleitet. Charité-Annalen, 1. Jahrgang (1874) 1876, S. 270.

129. H. Vaquez: Maladies du cœur. Nouveau traité de médecine et de thérapeutique. Brouardel, Gilbert, Thoinot, tome XXIII, 1921.

130. Vierordt: Die Lehre vom Arterienpuls in gesunden und kranken Zuständen. Braunschweig 1855.

131. D. de Vries Reilingh: Über Mediastino-Pericarditis adhaesiva. Zeitschrift für klinische Medizin 1915, Bd. 81.

132. S. Wassermann: Der Cheyne-Stokessche Symptomenkomplex. Wiener Archiv für innere Medizin, Band IV, S. 426, 1922.

133. P. Watson Williams: The Pulsus paradoxus. British medical Journal, 1907 vol. I, 2, p. 412.

134. P. Watson Williams: Remarks on the effects of respiration on the circulation and the pulsus inspiratione intermittens vel pulsus paradoxus. British medical Journal 1907, vol. II, 1, p. 369.

135. Nathan Weiß: Über die Verwachsung des Herzens mit dem Herzbeutel. Österr. medizin. Jahrbücher, Jahrg. 1876, S. 1.

136. K. F. Wenckebach: Remarks on some points in the pathology and treatment of adherent pericardium. The British medical Journal 1907, vol. I, 1, p. 63.

137. K. F. Wenckebach: Über pathologische Beziehungen zwischen Atmung und Kreislauf. Volkmanns Sammlung klinischer Vorträge, Nr. 465/466, Dez. 1907.

138. K. F. Wenckebach: Beobachtungen bei exsudativer und adhäsiver Perikarditis. Zeitschrift für klinische Medizin, 1910, Bd. 71, S. 402.

139. K. F. Wenckebach: Die unregelmäßige Herztätigkeit und ihre klinische Bedeutung. Leipzig 1914.

140. Sam. West: Purulent pericarditis treated by free incisions with recovery. Report of the Royal medical and chirurgical Society. The British medical Journal 1883, vol. I, p. 814.

141. H. Westphalen: Zur Symptomatologie der fibrinösen Mediastinitis. St. Petersburger mediz. Wochenschrift, XVII. Jahrg., neue Folge, IX. Jahrg., 1892, Nr. 29, S. 277, 285.

142. A. Widemann: Beitrag zur Diagnose der Mediastinitis. Dissert. inaug. Tübingen, 1856.

143. E. D. Wiersma: Der Einfluß von Bewußtseinszuständen auf den Puls und auf die Atmung. Zeitschrift für die gesamte Neurologie u. Psych. 1913, Bd. 19, S. 1.

144. C. J. B. Williams: The prognosis and treatment of organic diseases of the heart. London Journal of Medicine for 1850, vol. II, p. 464.

145. C. Winkler: Aandacht en ademhaling. Kon. Academie van Wetenschappen A'dam. Verslag gewone vergaderingen. Deel 7, 1898/99.